歯周外科とインプラント外科手術のための 縫合

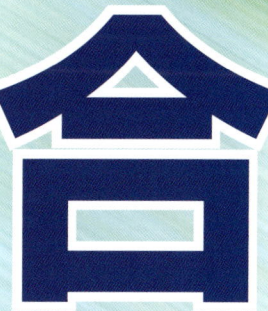

序文

　国民の社会生活の向上や急速な歯科医療の発展に伴い、歯科領域における治療のオプションも大きく変化してきています。その最たるものがインプラント治療や組織再生療法であるといえます。しかしながら、これらの治療に際しては必然的に外科的手技が必要不可欠であり、最近ではMI（ミニマルインターベーション）の概念から、必要最小限の外科侵襲で最良の効果を達成することが求められてきています。審美的インプラント治療や再生療法は術者の診断能力や治療計画はもとより、実際の外科処置の良し悪しでその結果が大きく左右されるテクニックセンシティブな治療法であるといえます。特に外科処置においては、その最終段階で行われる縫合処置は、予後のみならず、術後の審美性まで影響する重要なステップであると考えられます。

　一方、この縫合処置に関しては、卒前および卒後教育の現場で系統立てて学習、もしくは実習を受ける環境が整備されていなかった感があります。現在ではさまざまな縫合テクニックが紹介され、臨床応用されていますが、これを習得する機会が少ないのが現状でしょう。そのため、臨床の現場では個々の術者の経験のみに頼ってしまい、合目的的でかつ合理的な縫合操作が行われていないのが多いのも事実です。

　本書は、歯周外科では最も基本となるポケット除去のためのフラップ手術をはじめ、再生療法、プラスティックサージェリー、さらにはインプラント外科処置などのさまざまな条件に応じた縫合テクニックを症例写真やイラストを用いて、わかりやすく解説しています。もちろん、各論の前には縫合の目的や原則、縫合に用いる器材やその特徴などについても詳細に述べています。本書が歯周外科やインプラント外科治療を行う先生方のみならず、歯学を志す学生諸君、もしくは歯科医療スタッフの方々にとって、なくてはならないチェアーサイドブックとなりますよう心より祈念いたします。

2009年1月 吉日

明海大学歯学部教授、付属明海大学病院長　　申　基喆

目　次

序文

第1章 縫合の基本
歯科領域における縫合の基礎と使用器材

Ⅰ　縫合の目的と原則……10

1. 歯科における縫合の目的……10

    A　創部の閉鎖（フラップ手術、インプラント外科手術、移植片供給部）……10

    B　フラップや移植片の固定……11

2. 縫合時の原則……12

    A　口腔粘膜の縫合……12

    B　歯間乳頭の縫合……14

Ⅱ　縫合に必要な器具と縫合糸……16

1. 縫合器具（持針器、ティッシュプライヤー、はさみ）……16

2. 縫合糸とその特性……25

    A　縫合糸の分類とその特性……26

    B　主な縫合糸の特性……28

    C　縫合糸の選択基準……29

3. 縫合針の種類と選択……30

4. 基本的な歯周外科器具……34

5. 微細な手術に使用する歯周外科器具……35

Ⅲ 結紮法……36

1. 結紮の一般原則……36
2. 主な結紮方法（角結び、引き結び、外科結び）……37

Ⅳ 抜糸……42

1. 抜糸（時期と術式）……42

第2章 歯周外科やインプラント外科手術で用いられる主な縫合法

縫合法の分類と手技

Ⅰ 単純縫合（Simple Suture）……46

1. 断続縫合（Interrupted Suture）……47

   A　ループ縫合（Loop Suture）……47

   B　8の字縫合（Figure 8 Suture）……49

2. マットレス縫合（Mattress Suture）……50

   A　マットレス縫合の分類……51

   B　種々のマットレス縫合の応用……52

3. 懸垂縫合（Sling Suture）……59
4. 係留縫合（Anchor Suture）……63

II 連続縫合（Continuous Suture）……64

1. 連続独立懸垂縫合（Continuous Independent Sling Suture）……64
2. 連続ロック縫合（Continuous Locking Suture）……68

III 特殊な縫合法……70

1. 歯間乳頭保存法（PPT）……70
2. 遊離歯肉移植のための縫合……76
3. 上皮下結合組織移植に用いる引き込み縫合……81
4. 口蓋部ドナートラップの縫合……84

第3章 縫合の実践
歯周外科とインプラント外科手術における縫合の実際

I 歯周外科手術における縫合の実際……88

1. フラップ手術……88
   - A 切除型フラップ手術（臨床的歯冠長延長術）……88
   - B オープンフラップキュレッタージ……89
   - C 再生療法（modified PPT）……90
2. 歯周形成外科手術……92
   - A 遊離歯肉移植術（口腔前庭拡張と付着歯肉獲得）……92

B　上皮下結合組織移植術（エンベロップテクニック）による根面被覆……93

Ⅱ　インプラント外科手術における縫合の実際……95
1.　インプラント埋入手術……95
　　　A　粘膜が厚く骨増大術を伴わない一般的なインプラント埋入手術……95

　　　B　粘膜が薄い場合（主に下顎）……96

　　　C　抜歯即時埋入……97

2.　インプラント2次手術……99
　　　A　有茎弁移動術によるインプラント間スペースの閉鎖……99

　　　B　部分層フラップによる歯肉弁根尖側移動術（角化粘膜増大術）……100

　　　C　遊離歯肉移植術（口腔前庭拡張と角化粘膜獲得）……101

3.　審美領域におけるインプラント周囲のティッシュマネージメント……103
　　　A　上皮下結合組織移植術による軟組織増大……103

　　　B　上皮下結合組織移植術によるメタルタトゥーの除去と軟組織増大……105

引用文献

著者略歴

第1章

縫合の基本

歯科領域における縫合の基礎と使用器材

I 縫合の目的と原則

1. 歯科における縫合の目的

　縫合の大原則は、創部の閉鎖による1次治癒であり、そのため種々の縫合法や器材が考案、改良されてきた。これは医科領域のみならず歯科領域でも同じである。

　しかし、近年の歯周外科やインプラント外科手術の発展により縫合の目的は単に創部の閉鎖のみならず、手術手技によってはそれ以外の目的をもたせる必要も生じてきている。すなわち、歯科における縫合の目的は、創部の閉鎖を大原則としつつ、有茎弁の移動後の固定や遊離移植片の固定、さらに縫合張力を利用した創部の圧迫や牽引、および止血など多様化してきている。

> **歯科における縫合の目的**
> 1. 創を所定の位置に戻して閉鎖固定することによって、1次治癒を達成する
> 2. 有茎弁や遊離移植片を意図した位置に移動させ固定することによって、その位置で生着させる
> 3. 縫合張力を利用してフラップや移植片を圧迫・密着もしくは、牽引する

A　創部の閉鎖（フラップ手術、インプラント外科手術、移植片供給部）

　創を所定の位置に戻して固定することによって治癒を促進する（図1、2）。

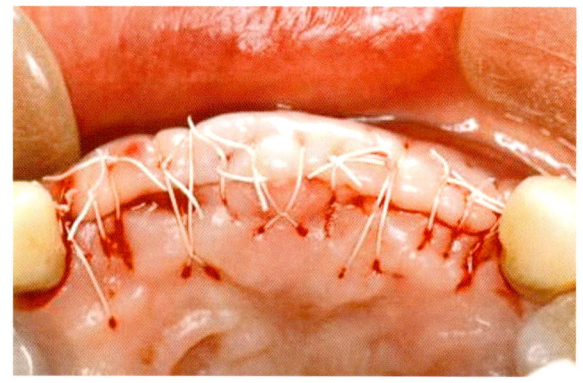

図1　インプラント埋入手術後の創部縫合。骨増大術を併用しているため、マットレス縫合を使用

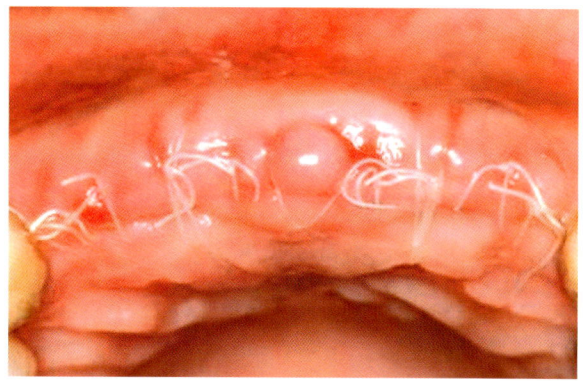

図2　術後10日の抜糸直前の状態。切開部はほぼ癒合している

B　フラップや移植片の固定

　有茎弁や遊離移植片を意図した位置に移動させ縫合（骨膜縫合）固定することによって、移植片を移動させた位置で生着をさせる（図3、4）。縫合張力を利用してフラップや移植片を圧迫・密着させる（図5、6）。

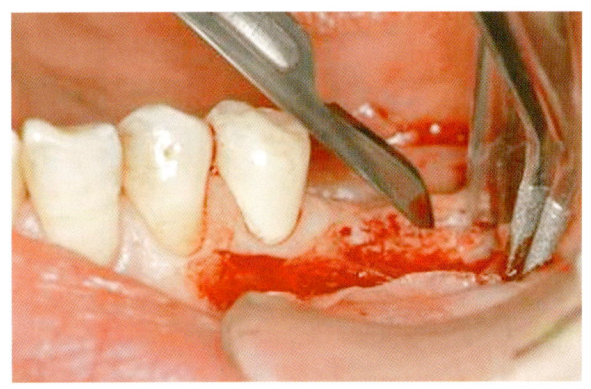

図3　インプラント2次手術に伴う歯肉弁根尖側移動術、部分層フラップを形成

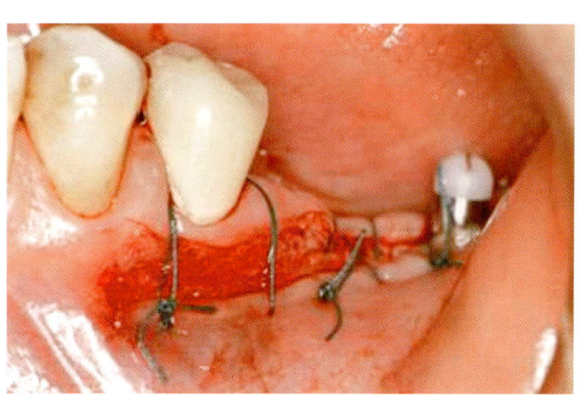

図4　フラップを根尖側に移動させ、その位置で骨膜縫合により固定

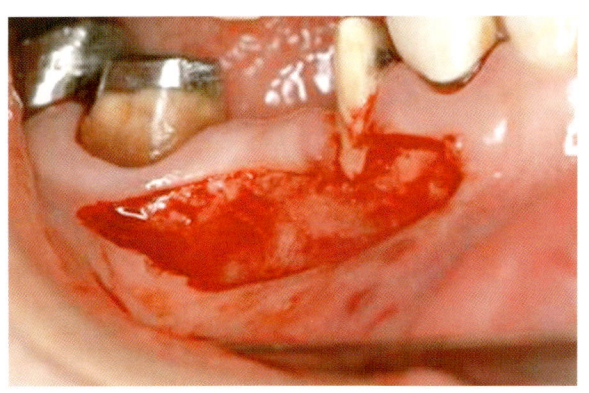

図5　口腔前庭拡張術に伴う遊離歯肉移植術、部分層による移植床を形成

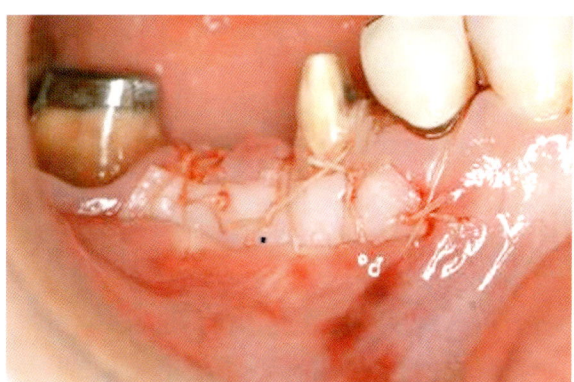

図6　遊離歯肉移植片を固定、マットレス縫合と骨膜縫合により移植片を移植床に密着させている

2. 縫合時の原則

　縫合した組織が正常に治癒する必要条件は、組織の癒合期間、できる限り一定の縫合張力が維持できているかに大きく左右される。そして、これを満足させるためには、縫合器材の選択や使用法、基本的な縫合術式などを正確に理解し、習得しておかなければならない。さらに、用いる縫合材料や方法、縫合張力、刺入点の位置、さらに運針などを、縫合する組織や目的に応じて、変える必要がある。

A　口腔粘膜の縫合

口腔粘膜縫合時の原則

1. 用いる縫合法や縫合組織に応じた器材を選択する
2. 不安定な創縁から刺入する
3. 組織をティッシュプライヤーなどで把持（支持）して刺入する
4. 刺入位置は、軟組織の性状、厚みや縫合法を考慮して決定する
5. 縫合組織に対して直角に刺入し、針の彎曲に沿って組織を貫通させる
6. 上皮層だけではなく、結合組織層にも貫通させる
7. 針尖やスウェッジ部分を持針器で把持しない
8. 乾燥したり、血液凝固した縫合糸を使用しない
9. 適切な縫合張力をかける
10. 緩まないような結紮法を用いる
11. 創の接合部や刺入点に結紮部が重ならないようにする

口腔粘膜や歯肉の縫合時には、組織への刺入角度やティッシュバイト量に注意しないと、適切な縫合張力が組織に伝わらず、適切な創部の閉鎖を妨げる恐れがある。

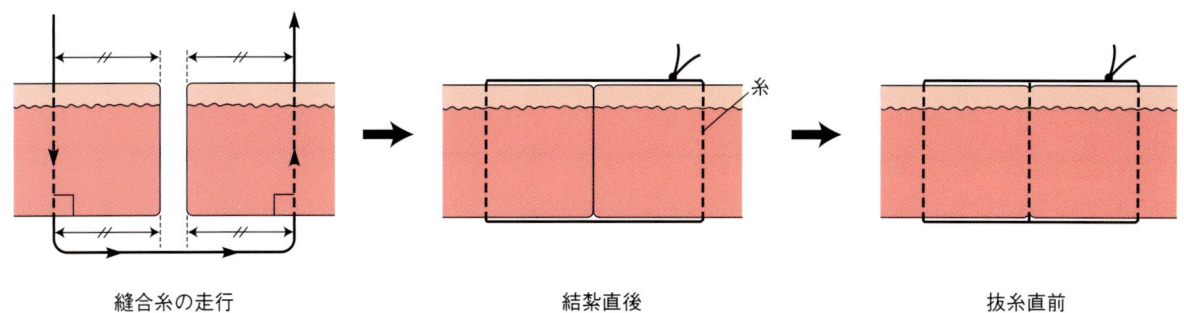

縫合糸の走行　　　　　結紮直後　　　　　抜糸直前

　両端の組織への刺入角度は直角、ティッシュバイト量も均等に得られている。結紮により縫合された組織に均等に張力がかかり、理想的な創部の閉鎖ができる。

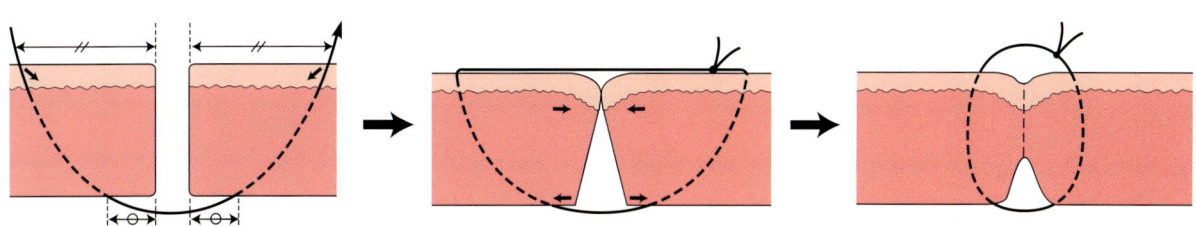

　両端の組織への刺入角度が鋭角になり、深部でのティッシュバイト量が少ない。結紮により、鋭角に刺入した上皮側組織に過度の張力がかかり、組織の断裂が起こる。また深部では、十分な張力がかからない。その結果、縫合張力は短期間で失われ、縫合糸が緩んでくる。

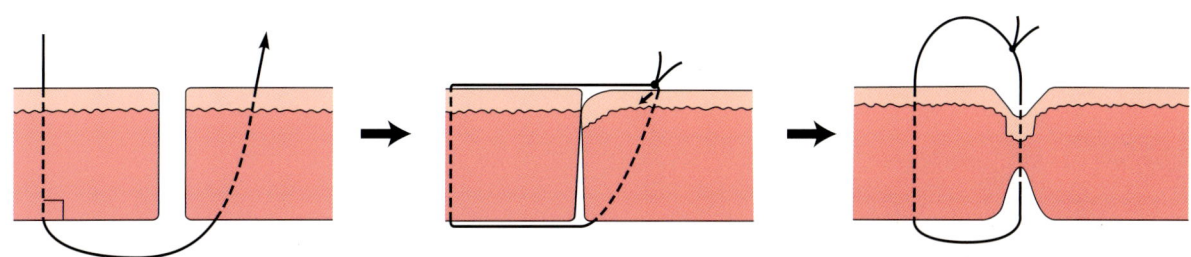

　片側の組織は理想的な刺入、もう一方の組織は刺入角度、ティッシュバイト量とも不良。結紮により一方の組織の上皮側のみ過度の張力が加わり、組織が断裂する。その結果、縫合による効果がほとんど得られず、糸は片側の組織のみに残存する。創が閉鎖できない場合も生じる。

B 歯間乳頭の縫合

歯間乳頭縫合時の原則

1. 乳頭部三角形の底辺よりも根尖側の角化した歯肉内に刺入（図1）
2. ティッシュプライヤーでフラップを把持（支持）した状態で刺入（図2）
3. 歯間部に針を通す場合には、針尖ではなくスウェッジ部分から通す（図3、4）
4. 結紮後、縫合糸が乳頭部先端を通るようにする（図7、8）

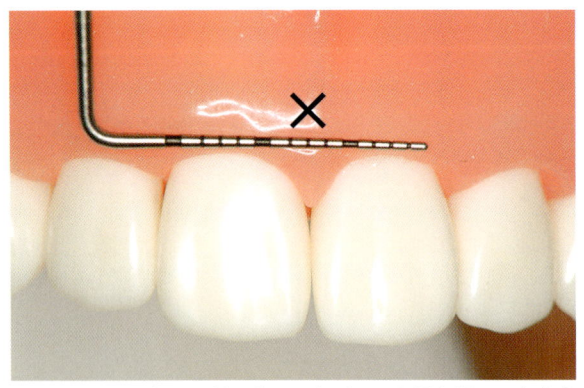

図1 歯間乳頭部への刺入点。三角形よりも根尖側で、歯肉歯槽粘膜境（MGJ）よりも歯冠側の角化歯肉の範囲内に刺入

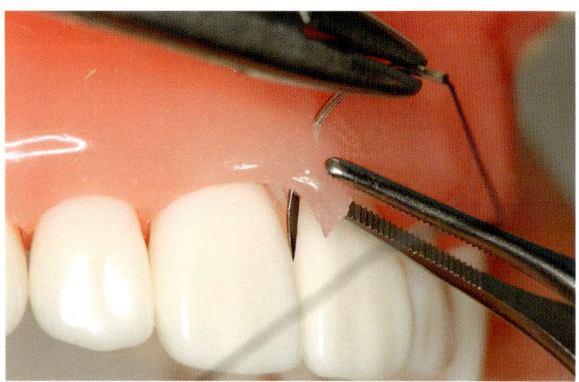

図2 歯間乳頭をティッシュプライヤーで把持し、固定した状態で刺入

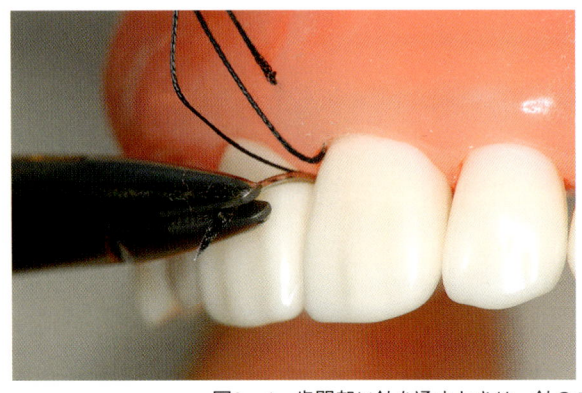

図3、4 歯間部に針を通すときは、針のスウェッジ側からコンタクトポイント直下を通す

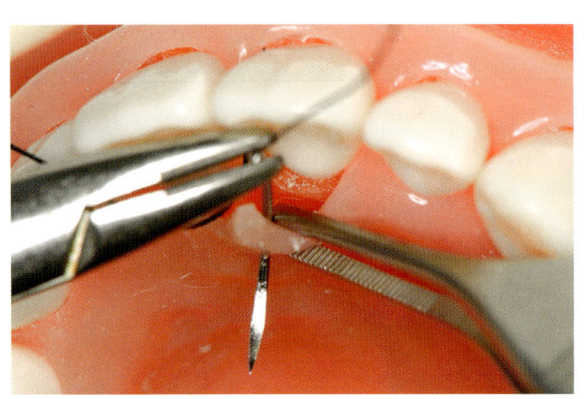

図5 口蓋側フラップは内面から刺入する

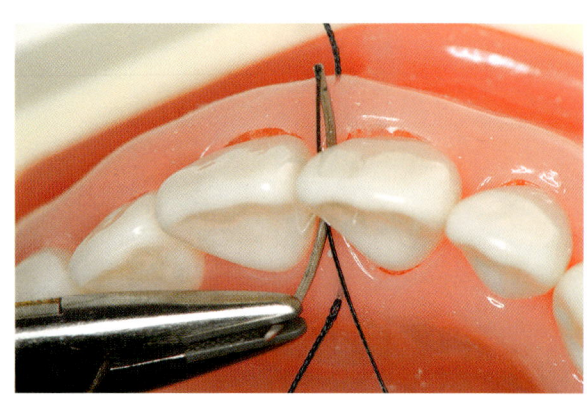

図6 同様に針のスウェッジ側からコンタクトを通して針を唇側へ戻す

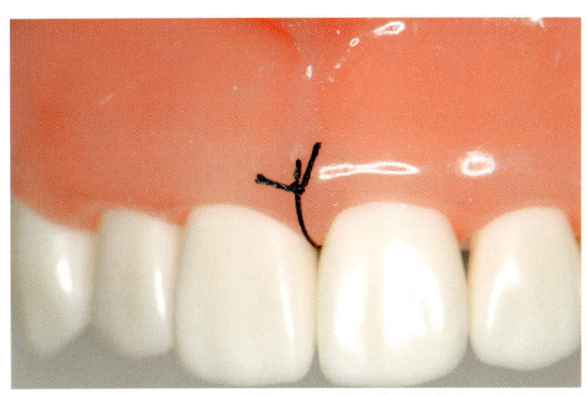 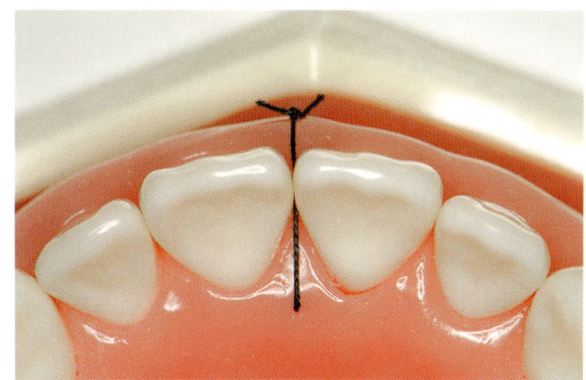

図7、8　結紮後、縫合糸が乳頭部先端を通り、隣接部に入り込まないように注意する

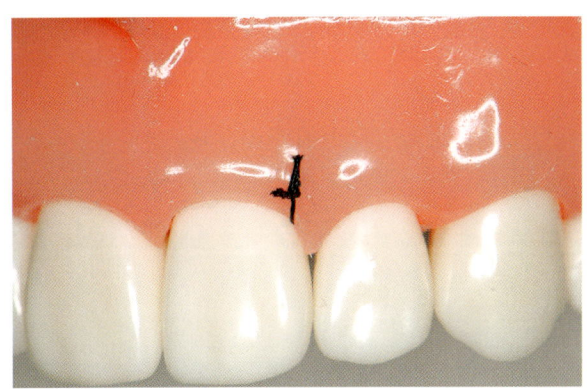

図9　縫合糸が隣接部に入り込んでしまった例。縫合糸が隣接部の付着を阻害したり、適切な縫合張力が得られない

II 縫合に必要な器具と縫合糸

1. 縫合器具（持針器、ティッシュプライヤー、はさみ）

　縫合に用いる器具には持針器、ティッシュプライヤー、はさみなどがあるが、それぞれ、非常に多くの種類や型に分類され、それによって、適した縫合手段が決まっている。特に、持針器は自分が主に用いる縫合材料（縫合針、縫合糸）に適したものを用意する必要がある。また、刺入に際しては、ティッシュプライヤーなどで軟組織を把持した状態で行うため、組織に損傷を与えにくいもので、確実に軟組織を把持できるものを選択する。はさみも常に縫合糸が確実に切断できるものを用意しておかなければならない。

■ 縫合に用いる器材
- 持針器
- ティッシュプライヤー
- はさみ
- 針付き縫合糸

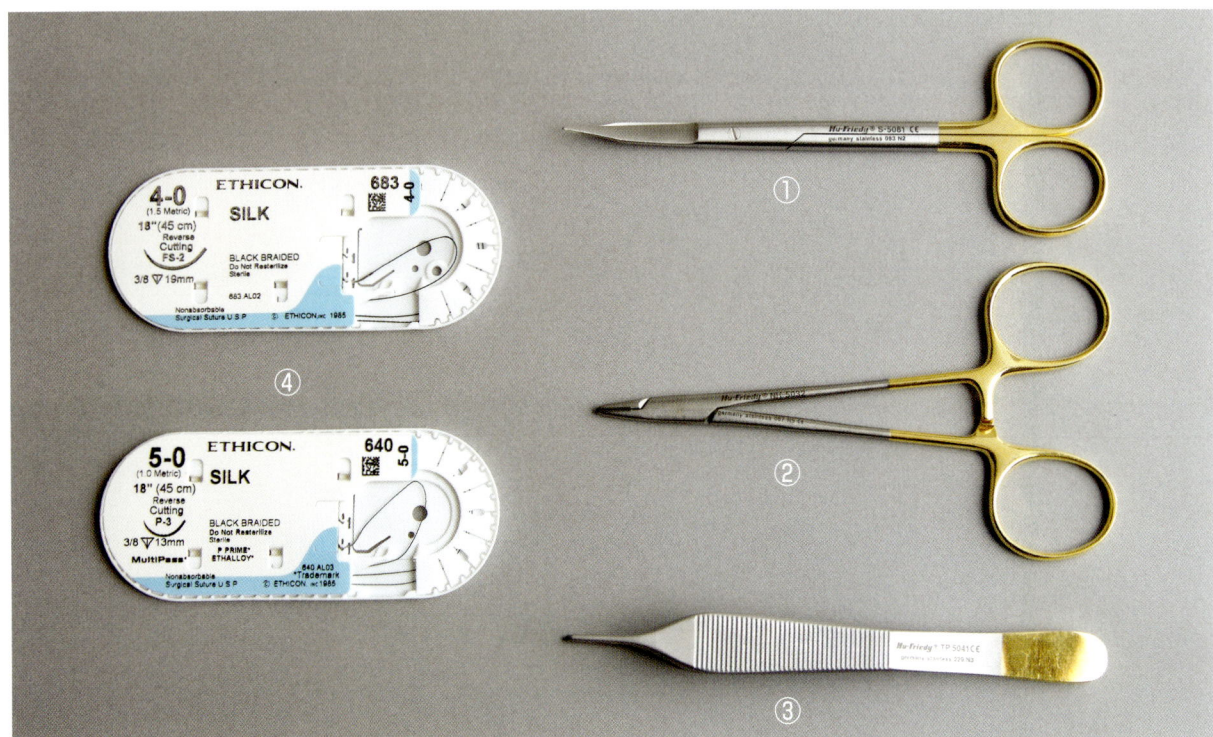

図1　一般的な口腔内の縫合に用いられる器材　①はさみ、②持針器、③ティッシュプライヤー、④針付き縫合糸

■ 持針器（needle holder）と推奨される縫合糸のサイズ
- はさみ型（図2）
    - ダーフ（3-0、4-0、5-0、6-0）
    - クライルウッド（3-0、4-0、5-0、6-0）
    - ヘガール（1-0、2-0、3-0、4-0）
- パームグリップ型（図3）
    - マシュー（1-0、2-0、3-0、4-0）
- フィンガーグリップ型（図4）
    - カストロビージョ（5-0、6-0、7-0、8-0、9-0、10-0）
- パーム・フィンガーグリップ型（図5）
    - ボイントン（8-0、9-0、10-0）

持針器は多種多様のものが市販されているが、それぞれに適した縫合糸のサイズが決まっている。口腔内の縫合では一般に3-0から5-0のサイズの縫合糸が用いられるため、それに適した持針器を選ぶようにする。筆者は、口腔内での細かい操作が容易なはさみ型のダーフを用いている。また、前歯部の歯周形成手術などで5-0から6-0の細い縫合糸を用いる場合には、フィンガーグリップ型のカストロビージョを用いている。

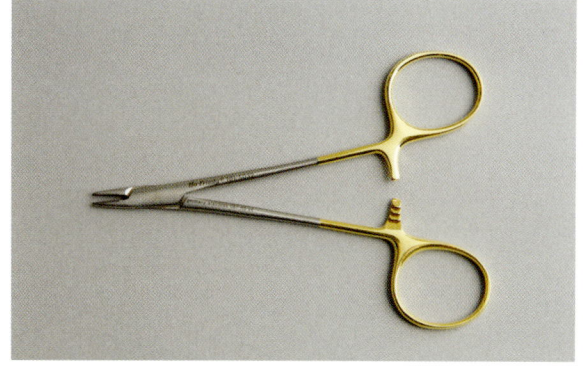

図2　はさみ型持針器。写真はダーフ

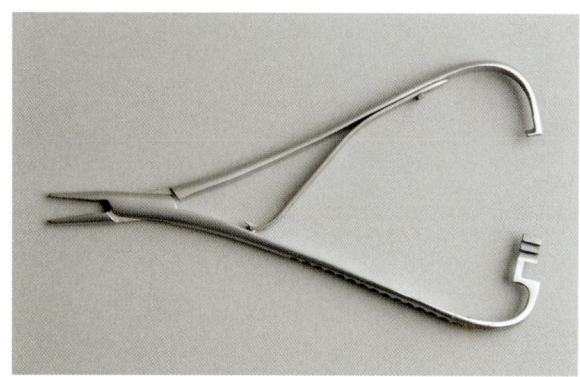

図3　パームグリップ型持針器。写真はマシュー

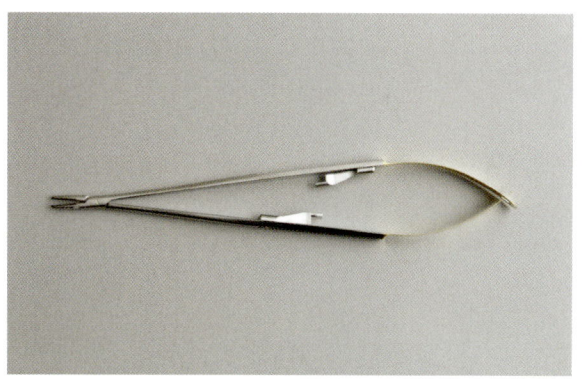

図4　フィンガーグリップ型持針器。写真はカストロビージョ

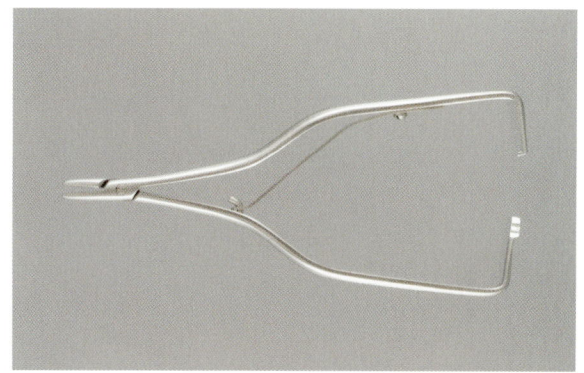

図5　パーム・フィンガーグリップ型持針器。写真はボイントン

■ はさみ型持針器

● はさみ型
- ダーフ（長径11.5cm）
- クライルウッド（長径15cm）
- ヘガール（長径14cm）

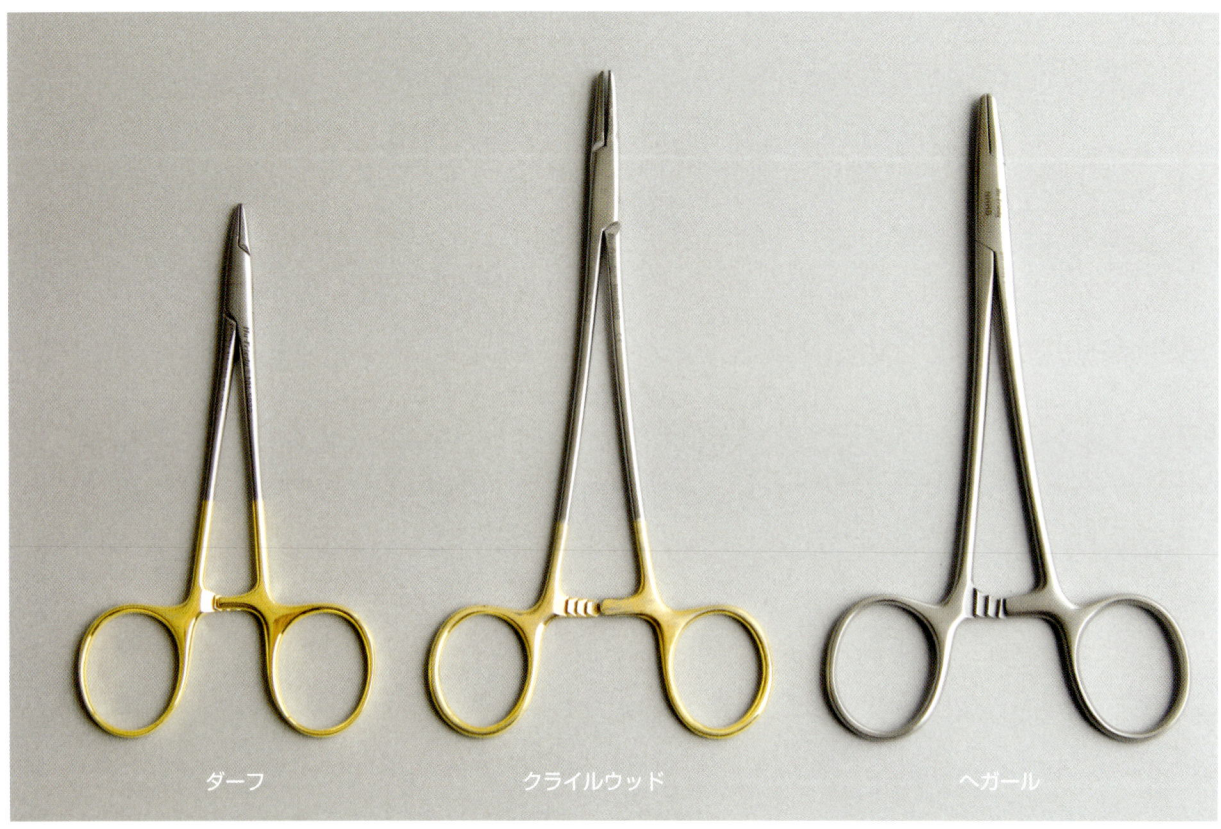

図6　いずれも小型で口腔内の外科手術全般の縫合に適しているが、ダーフは11.5cmと短いため後方臼歯部の縫合には適していない

■ はさみ型持針器の特徴

1. 戻しバネがない簡単な構造
2. 操作性がよく口腔外科領域の縫合に適している
3. 把持部の開大量が大きい
4. 逆手での操作も可能

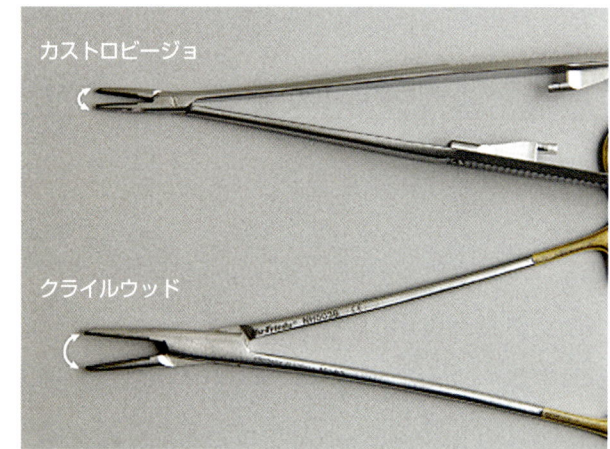

図7　はさみ型持針器（クライルウッド）は戻しバネがないため、把持部の開大量に制限がなくカストロビージョと比較して大きい

■ はさみ型持針器の選び方・握り方

1. ラッチをかけない状態でも縫合糸が確実に把持できるものを選ぶ
2. 把持部を軽く閉じた状態で光にかざしても光が漏れないものを選ぶ
3. 指輪に拇指と第三指（もしくは第四指）を入れ、持針器脚に第二指の先を当てる

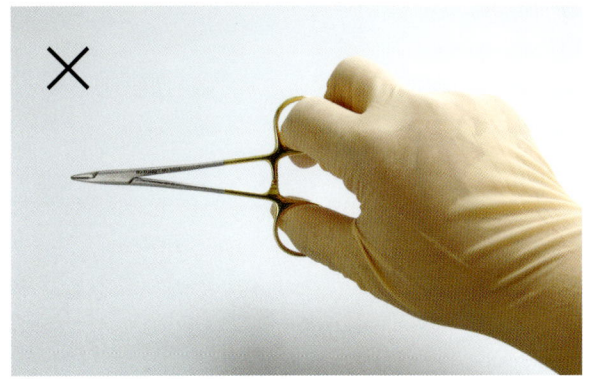
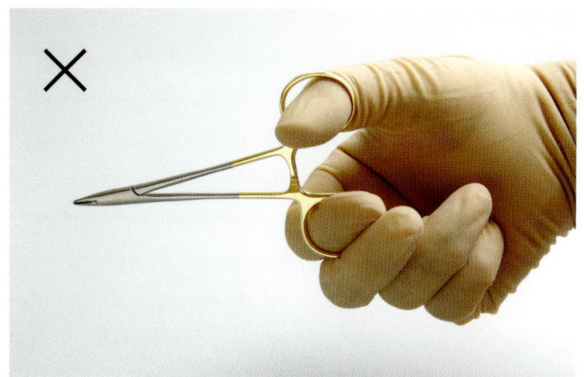

図8、9　安定の悪い持針器の握り方（拇指と第二指を使用）

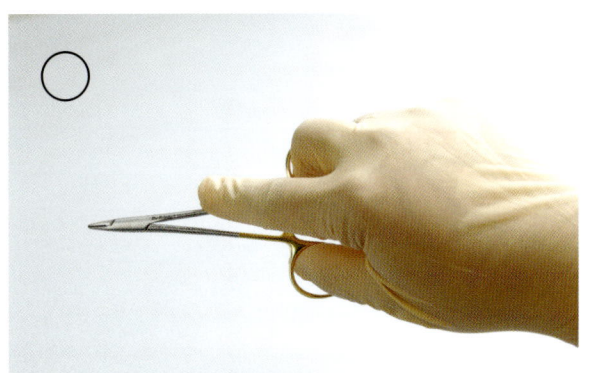
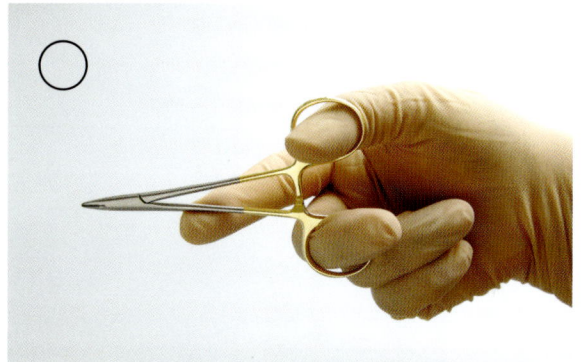

図10、11　正しい持針器の握り方（拇指と第三指を使用）

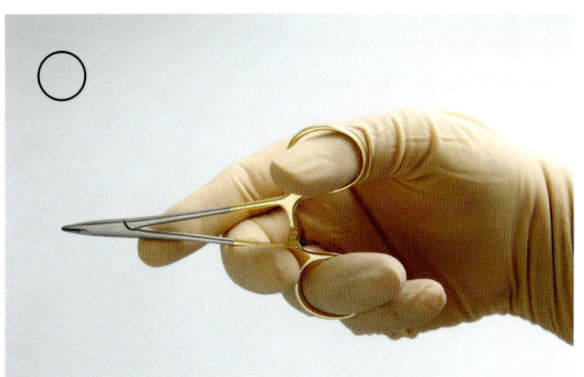
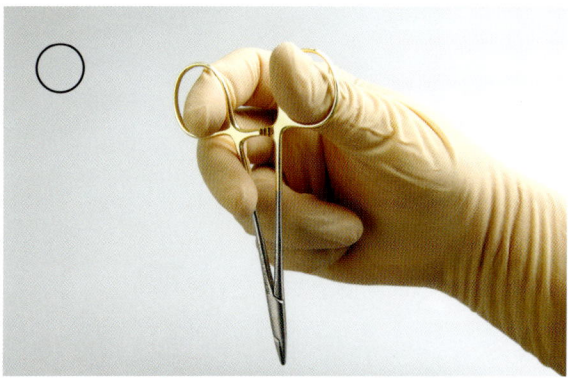

図12　正しい持針器の握り方（拇指と第四指を使用）　　図13　逆手での持針器の握り方（拇指と第二指を使用）

■ ティッシュプライヤー

　ティッシュプライヤー（ティッシュフォーセップス）は主に生体組織の把持や固定に用いられ、歯科領域においては、縫合時の軟組織の把持、固定には欠かせない重要な器具のひとつである。ティッシュプライヤーは、その大きさ（長径）や把持部の形状、もしくは鉤の有無などにより、多種多様であるが、一般に口腔内での操作性が良く、軟組織を損傷させることなく、確実に把持できるものが望ましい。

● 主なティッシュプライヤー
　① アドソン　Adson
　② セムキンテイラー（曲）Semkin-Taylor Curved
　③ ディベーキー　De Bakey
　④ コーン　Corn Suture Pliers

● ティッシュプライヤーの具備条件
　・ 軟組織を傷つけないものを選ぶ
　・ 無鉤で細かなギザの付いているものが好ましい
　・ 縫合する軟組織を確実に把持、固定できるものを選ぶ

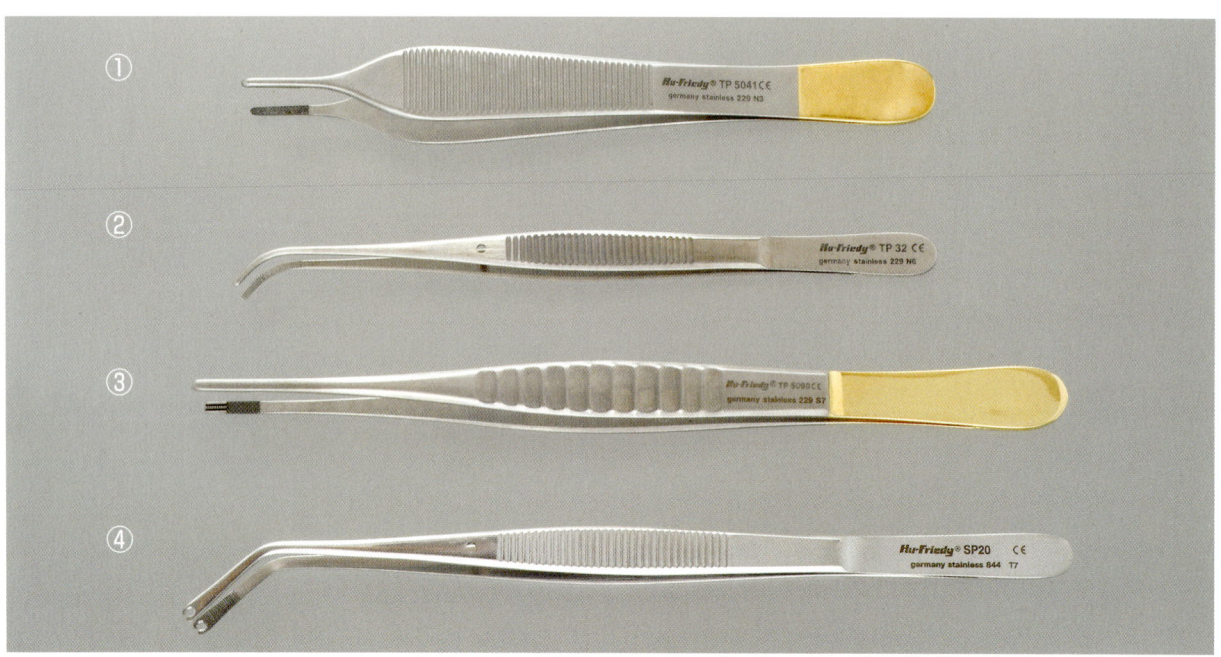

図14　主なティッシュプライヤー

■ アドソン

　アドソンはティッシュプライヤーの定番として多くの臨床家に用いられている。長径12cmと小型で口腔内での操作性が良いが、後方臼歯部や歯間部の軟組織の把持が難しい。把持部は無鉤のplainや有鉤の1×2、および細かいギザの付いたmultiple teethから選べる。

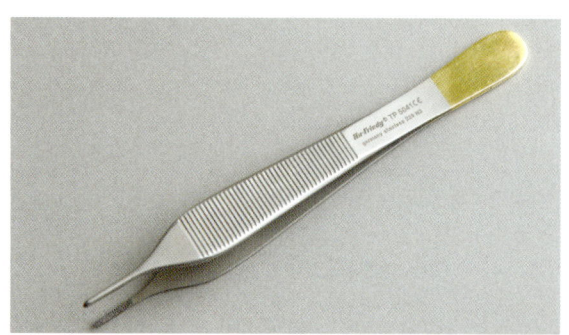

図15　アドソン。ティッシュプライヤーの定番。把持部は無鉤のplain（写真）と有鉤のタイプがある。長径が12cmと比較的短いため、後方臼歯部の軟組織把持に多少難がある

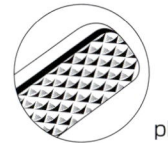
plain

1×2

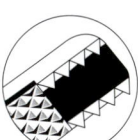
multiple teeth

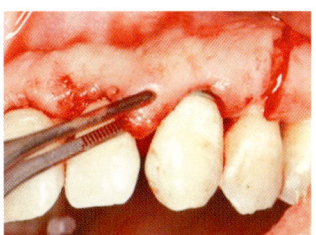
図16 歯間乳頭部への刺入。アドソンプライヤーで把持することによって正確な位置と角度で刺入できる

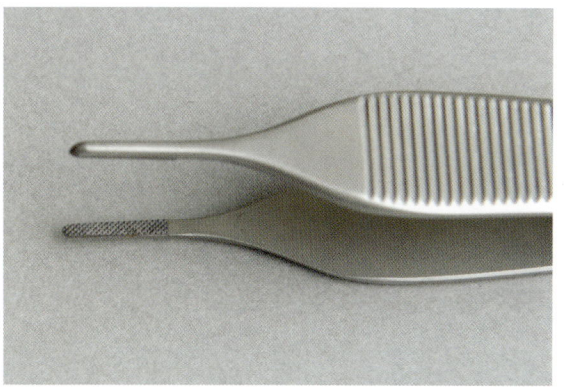
図17 アドソン。plainタイプ。把持部内面は無鉤で細かなギザギザがついている。軟組織に損傷を与えることなく把持できる

■ セムキンテイラー（曲）

アドソンをやや細くしたような形状で、長径は12.5cmと小型。把持部全体が彎曲しているのが最大の特徴。そのため、後方臼歯部の歯間部や遠心部の軟組織を容易に把持することができる。

- 把持部先端が彎曲し、歯間部や遠心部への到達が可能
- 無鉤で細かなギザの付いているものが好ましい

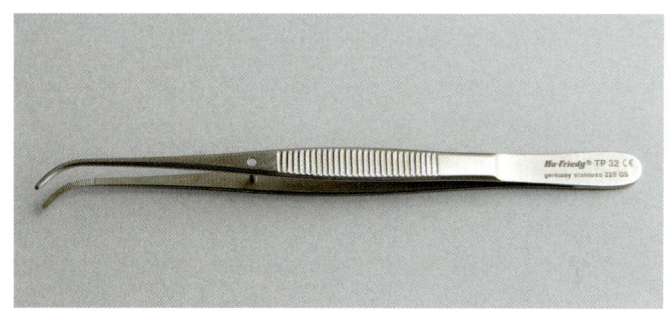
図18 セムキンテイラー（曲）。アドソンの作業部を彎曲したような形態。歯間部や歯の遠心側などの組織の把持が容易

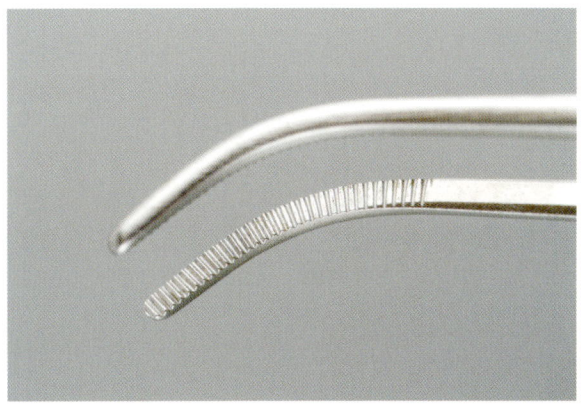
図19 把持部の拡大。やや粗いが把持部の内面にはギザが付与されている

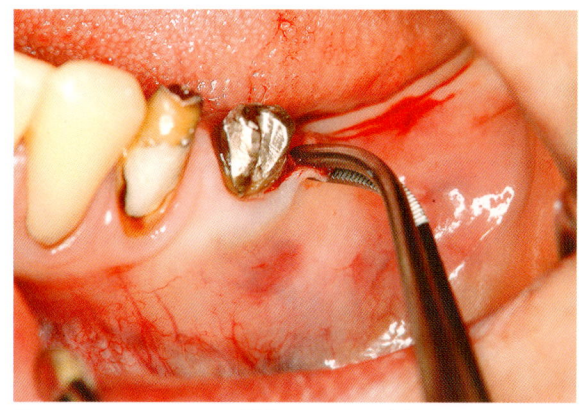
図20 セムキンテイラー（曲）による大臼歯部歯間乳頭の把持。先端が彎曲しているため、容易に歯間部の軟組織を把持することができる

■ ディベーキー

　ディベーキーはアドソンやセムキンテイラーより長径が大きく（15cm）、口腔内の最後方部にも容易に到達可能である。また、把持部はアドソンよりも大きいが、軟組織を傷つけることなく、また確実な把持ができるように特別な形態（multiple teeth）に加工されている。一般に厚く、硬い角化歯肉から歯槽粘膜の取り扱いが可能である。

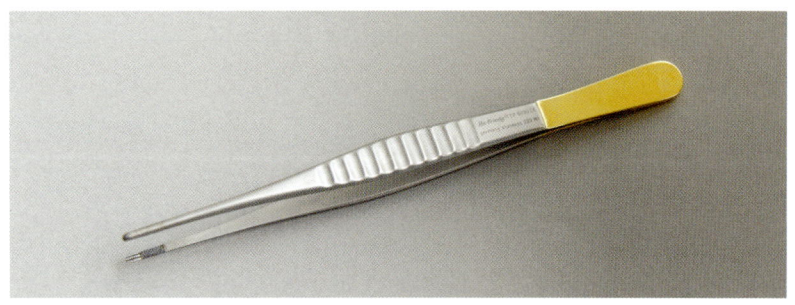

図21　ディベーキーのティッシュプライヤー

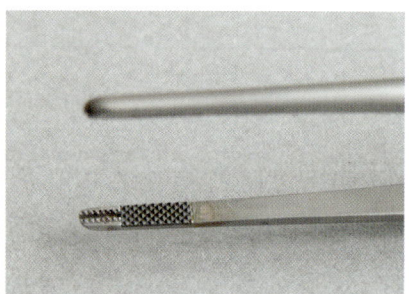

図22　把持部の形態（multiple teeth）

■ コーン

　通常の歯科用ピンセットの把持部を幅広くし、先端にスリットと縫合針による刺入のための孔があいている。軟組織を確実に把持する目的よりも、GTR膜への刺入のような正確な位置への刺入を目的に設計されている。器具の洗浄など、メインテナンス中に、先端が破損しやすいため、注意が必要である。

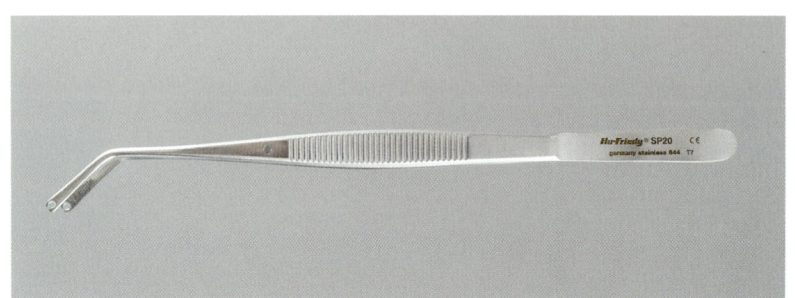

図23　コーンのプライヤー。GTR膜など、正確な位置への刺入が可能。反面、先端の物理的な強度が低く曲がりやすいため、器具のメインテナンスが難しい

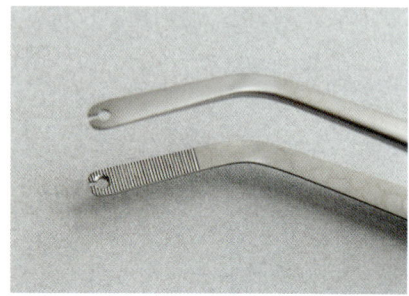

図24　トリミングしたGTR膜の刺入位置にコーンのプライヤー先端の孔が一致するように膜を把持し、そのままの状態で孔に刺入する。孔の先端には、プライヤーを外すためのスリットが付けられている

■ 縫合に必要な器具一覧

器　具　名			メーカー名	掲載ページ
持針器	はさみ型	ダーフ Derf (3-0、4-0、5-0、6-0)	Hu-Friedy社 NH5032（11.5cm）	17
		クライルウッド Crile-Wood (3-0、4-0、5-0、6-0)	Hu-Friedy社 NH5038（15cm）	18
		ヘガール Hegar (1-0、2-0、3-0、4-0)	Hu-Friedy社 NHHB（14cm）	18
	パーム グリップ型	マシュー Mathieu (1-0、2-0、3-0、4-0)	Hu-Friedy社 NH5076（14cm）	17
	フィンガー グリップ型	カストロビージョ Castroviejo (5-0、6-0、7-0、8-0、9-0、10-0)	Hu-Friedy社 NH5024（18cm）	17
	パーム・ フィンガー グリップ型	ボイントン Boynton (8-0、9-0、10-0)	Hu-Friedy社 NHB（12cm）	17
ティッシュプライヤー	アドソン Adson		Hu-Friedy社 TP5041（12cm）	20
	セムキンテイラー(曲) Semkin-Taylor Curved		Hu-Friedy社 TP32（12.5cm）	21
	ディベーキー De Bakey		Hu-Friedy社 TP5090（15cm）	22
	コーン Corn Suture Pliers		Hu-Friedy社 SP20（15cm）	22
はさみ	ゴールドマンフォックス(曲) Goldman-Fox Curved		Hu-Friedy社 S5081（13cm）	24
	ラグランジェ　ダブルカーブ LaGrange Double-Curved		Hu-Friedy社 S14SC（11.5cm）	24

■ 外科用はさみ

口腔内での手術で用いられるはさみには多くの種類があるが、歯周外科手術やインプラント外科手術では歯肉はさみを用いて軟組織の形態修正や縫合糸の切断をする場合が多い。

歯肉はさみは刃部の先端が細く片側の刃が鋸歯状になっており、軟組織や縫合糸が滑るのを防止している。代表的な歯肉はさみにはGoldman-FoxやLaGrangeなどがあり、狭い口腔内での操作性を考慮した形態となっている。

また、外科用はさみには抜糸専用に考案されたSpencerがあり、片側の刃を彎曲させて刃の先端が縫合結節の下に入り込み切断できるように工夫されている。

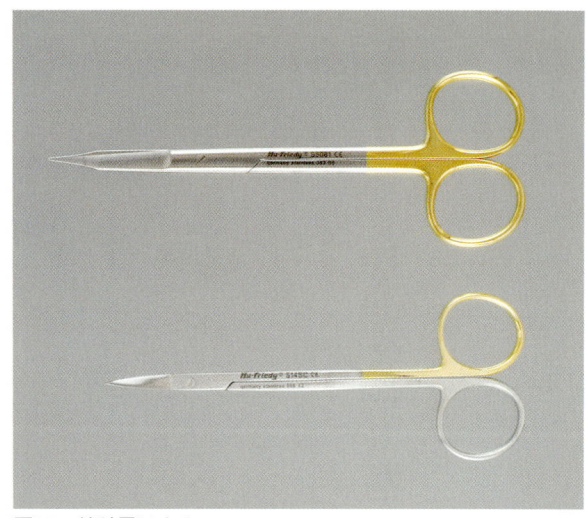

図25 外科用はさみ
上:ゴールドマンフォックス(曲)、下:ラグランジェ ダブルカーブ

2. 縫合糸とその特性

　歯周外科やインプラント外科手術の際には、一般に縫合糸と縫合針が一体となって滅菌された、いわゆる針付き縫合糸が用いられている。

　縫合糸は治癒期間中、創部に一定の張力を与えることを目的としており、一連の縫合操作の中で非常に重要な役割を果たしている。そのため、縫合操作の際には、縫合しようとする組織の特性、縫合張力を与える期間、さらに組織内に埋没させるか否かなどによって、縫合糸の材質や太さ、生体吸収性の有無などを決定しなければならない。そのため、現在市販されている縫合糸は多種多様であり、われわれは、それらの特性を理解しておく必要がある。

縫合糸の具備条件
1. 抗張力が大きく安定している
2. しなやかで、かつ強度がある
3. 結びやすく、ほどけにくい
4. 組織反応が少ない
5. 組織侵襲がない
6. 細菌や他の物質などによる汚染が少なく、清浄である
7. 経済性に優れる

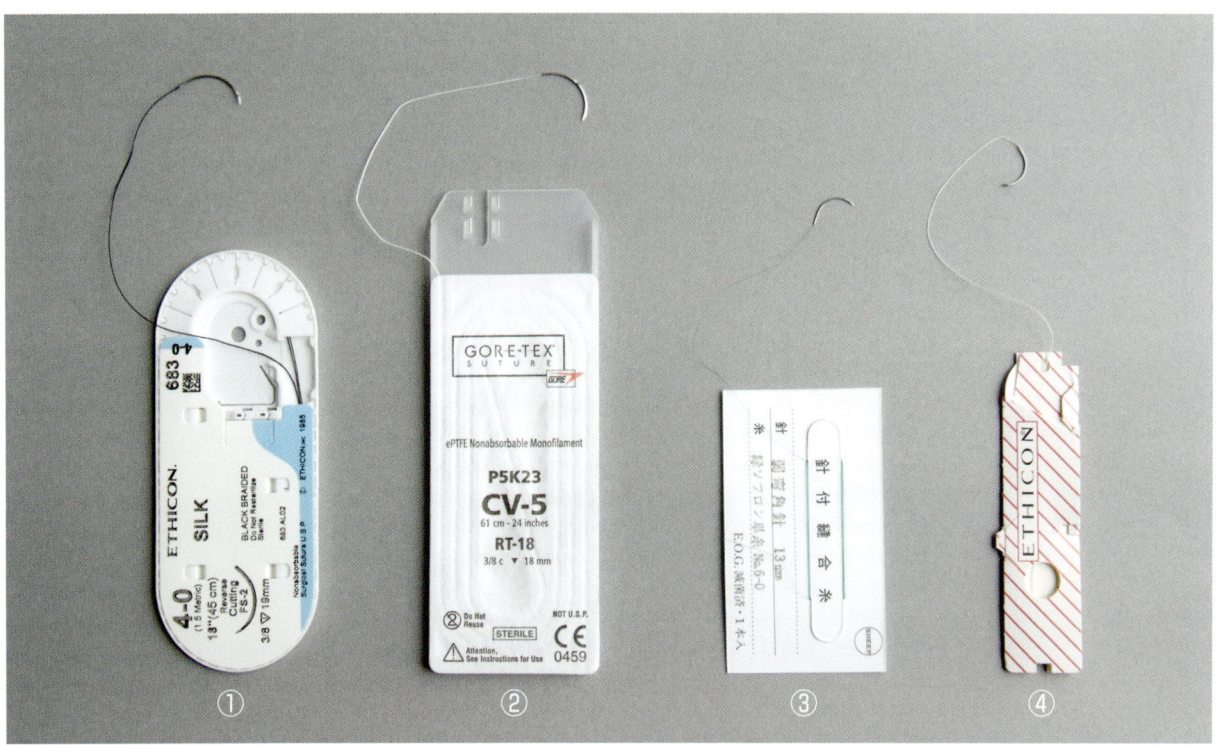

図1　①ブレーデッドシルク、②ゴアテックス縫合糸、③ソフトナイロン、④吸収性縫合糸（バイクリルラピッド）

A 縫合糸の分類とその特性

縫合糸は主に①生体内での吸収性の有無、②素材が動物由来か合成高分子系か、および③単線維（モノフィラメント）か複合線維（マルチフィラメント）か、などで分類されており、それぞれに数種類の太さのものが市販されている。一般に歯周外科やインプラント外科手術では、太いものでは3-0、細いものでは5-0の縫合糸が用いられているが、最近マイクローサージェリーの発達により、8-0などのマイクロ専用縫合糸なども用いられるようになってきている。いずれにしても、多種多様な縫合糸の中から、目的とする縫合に適したものを選択して使用する必要があるため、縫合糸の基本的分類やその特性などを理解しておくことが重要である。

■ 縫合糸の分類

吸収性	素材	線維	材質	主な縫合糸	吸収期間/生体内抗張力保持期間
吸収性糸	動物系	モノフィラメント	羊腸、牛腸	腸線（catgut）※	3〜5日で吸収
	合成高分子系	モノフィラメント	ポリグリカプロン25	モノクリル	91〜119日／7〜14日
		マルチフィラメント	ポリグラクチン910	バイクリルラピッド	42日／5〜14日
非吸収性糸	動物系	マルチフィラメント	シルク（絹糸）	サージカルシルク	
	合成高分子系	モノフィラメント	ナイロン	エチロン	
			ソフトナイロン	ソフロン	
			PTFE	ゴアテックス縫合糸	
		マルチフィラメント	ポリエステル	エチボンド	

※2000年末に日本国内において販売中止

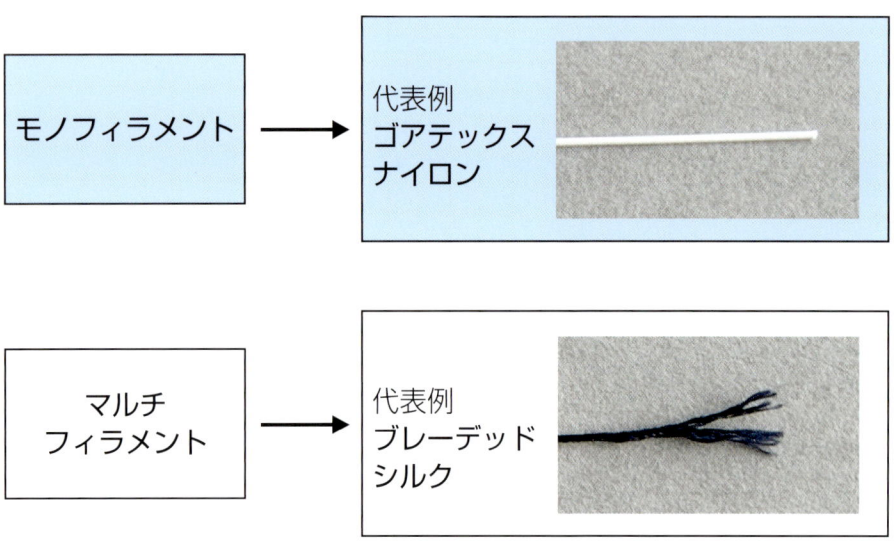

図2　モノフィラメントは単一線維からなる単糸で、表面が平滑である。マルチフィラメントは、複数の微細な線維を編み上げた糸

動物系
- 比較的安価であるが、組織反応が強く、抗原になることがある
- 狂牛病の懸念から腸線（catgut）は国内で販売禁止

合成高分子系
- 生体内で安定し、組織反応が少ない
- 動物系と比較して高価である

モノフィラメント
- 組織通過性に優れ、組織損傷が少ない
- プラークや滲出液が糸に吸着しにくく、感染源となりにくい（非毛管性：ノンキャピラリー）
- 柔軟性に欠けるものが多く、操作性が悪く、ほどけやすい

マルチフィラメント
- モノフィラメントと比較して組織通過性が悪い
- 柔軟で操作性が良く、結紮しやすく、ほどけにくい
- 編み目の間隙にプラークや滲出液が吸着しやすい

B 主な縫合糸の特性

　日常で使用される縫合糸では、おそらく動物糸・マルチフィラメントの縫合糸であるブレーデッドシルクが最も多いであろう。ここでは、ブレーデッドシルクを含め、それ以外の主要な縫合糸の特性を挙げて解説する。

1. サージカルシルク	非吸収性	動物系	マルチフィラメント
2. ソフロン	非吸収性	合成高分子系	モノフィラメント
3. エチボンド	非吸収性	合成高分子系	マルチフィラメント
4. ゴアテックス縫合糸	非吸収性	合成高分子系	モノフィラメント
5. バイクリルラピッド	生体吸収性	合成高分子系	マルチフィラメント

1. サージカルシルク（ETHICON）
   - 最も一般に用いられる縫合糸
   - 抗張力が強く操作性が良好
   - 結びやすく、ほどけにくい
   - 編み目間に滲出液が停滞しやすい

2. ソフロン（日本腸線）
   - 通常のナイロン糸と比較して軟らかく、結びやすい
   - 結節が硬く、ほどけにくい
   - 糸の端（みみ）による口腔組織への刺激が少ない
   - モノフィラメントであるため、プラークが付きにくい

3. エチボンド（ETHICON）
   - ポリエステルを材質とした合成非吸収性縫合糸
   - 生体内での強い抗張力が長期間持続する
   - 組織反応が極めて軽微
   - しなやかで操作性が良い

4. ゴアテックス縫合糸（ジャパンゴアテックス）
   - ポリテトラフロロエチレン（PTFE）を材質とした合成非吸収性縫合糸
   - 生体内での強い抗張力を長期間保持する
   - 組織親和性が高く、安定している
   - しなやかで操作性が良い
   - プラークの付着が少ない

5. バイクリルラピッド（ETHICON）
   - ポリグラクチン910を材質とした合成吸収性縫合糸
   - 生体内抗張力保持期間が5〜14日と口腔内の縫合に適する
   - しなやかで操作性が良い

C　縫合糸の選択基準

縫合糸にはさまざまな種類があり、それぞれ異なった特性を持つことはすでに述べた。ここでは縫合糸の選択基準について述べる。一般に縫合糸は同じ効果が得られるのであれば、最も細く、安価なものが望ましい。実際には縫合する組織の強度や、抜糸までの期間、抜糸の必要性、プラーク保持因子となるかどうか、などで縫合糸の種類やその太さを決定する。

縫合糸の選択基準
1. 組織を保持できる最小サイズのものを選ぶ
2. 組織を保持できる引っ張り強度を持つものを選ぶ
3. 用いる縫合法に適したものを選ぶ

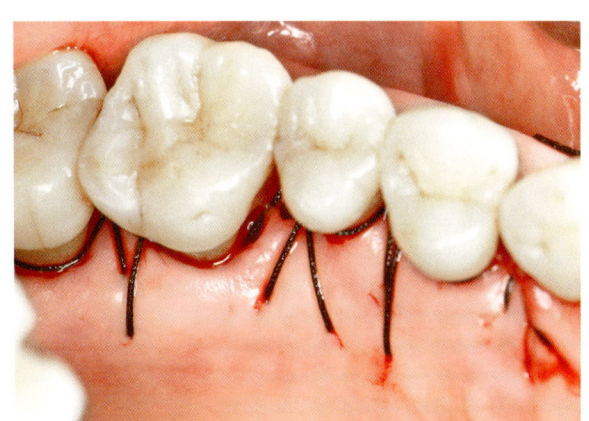

図3　硬い口蓋組織の縫合3-0（サージカルシルク）

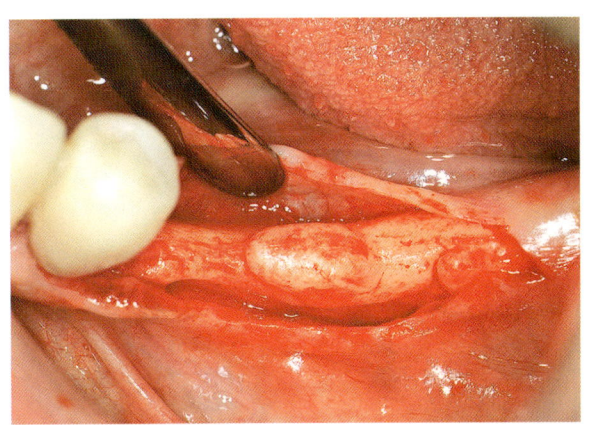

図4　インプラント埋入のための全層フラップ剥離。粘膜が非常に薄い

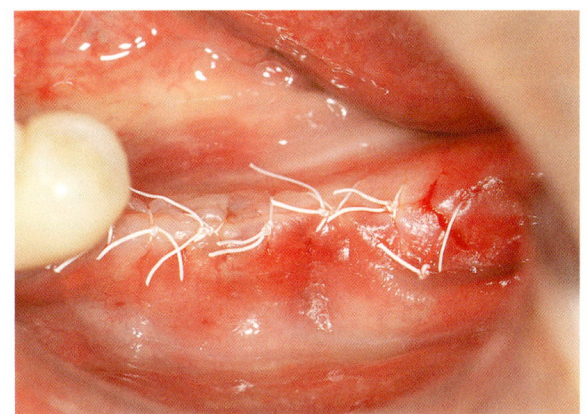

図5　5-0のモノフィラメント縫合糸（ゴアテックス縫合糸、CV-6）を用い、テンションフリーの状態でマットレス縫合を行う

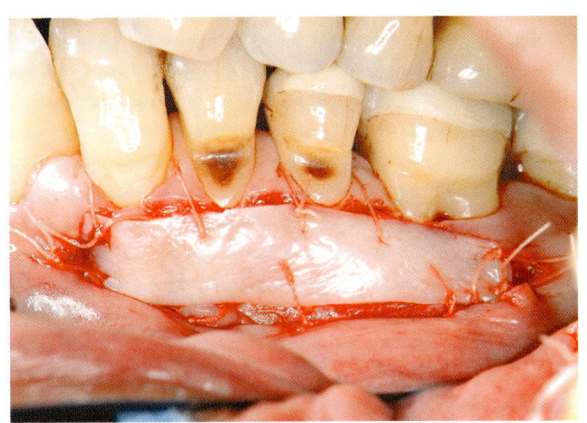

図6　抜糸の困難な部位（吸収性、バイクリルラピッド）

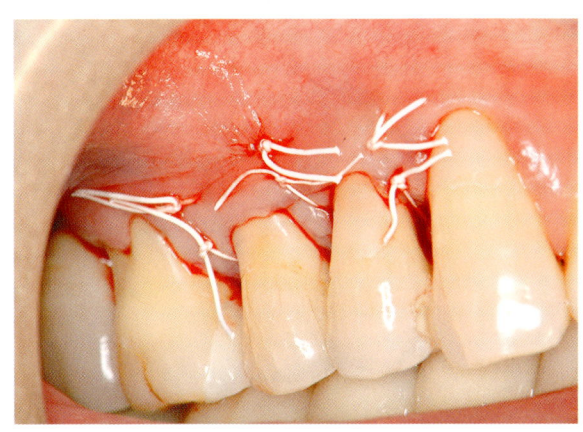

図7　プラークコントロール性（ゴアテックス縫合糸）

3. 縫合針の種類と選択

　縫合針は直針と曲針とに分けられるが、歯周外科やインプラント外科手術では曲針が多く用いられる。なかでも彎曲の程度の弱い弱彎針（3／8circle）が強彎針（1／2circle）よりも多く用いられている。縫合針の長さは口腔内では10〜19mm程度のものが使いやすいが、これは、針尖の形態とも合わせて、用いる縫合法や縫合糸の種類やサイズなどで決定される。

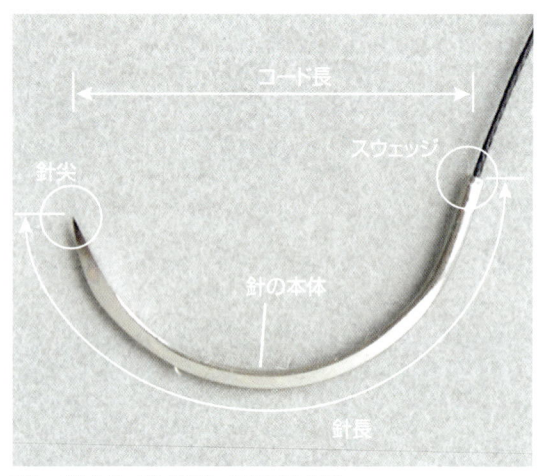

どのような縫合針でも基本的には、
1. 針尖（needle point）
2. 針の本体（needle body）
3. スウェッジ（swaged end）

の3つの部分から構成されている。

図1　縫合針（弱彎針）の各部の名称

■ 種々の縫合針

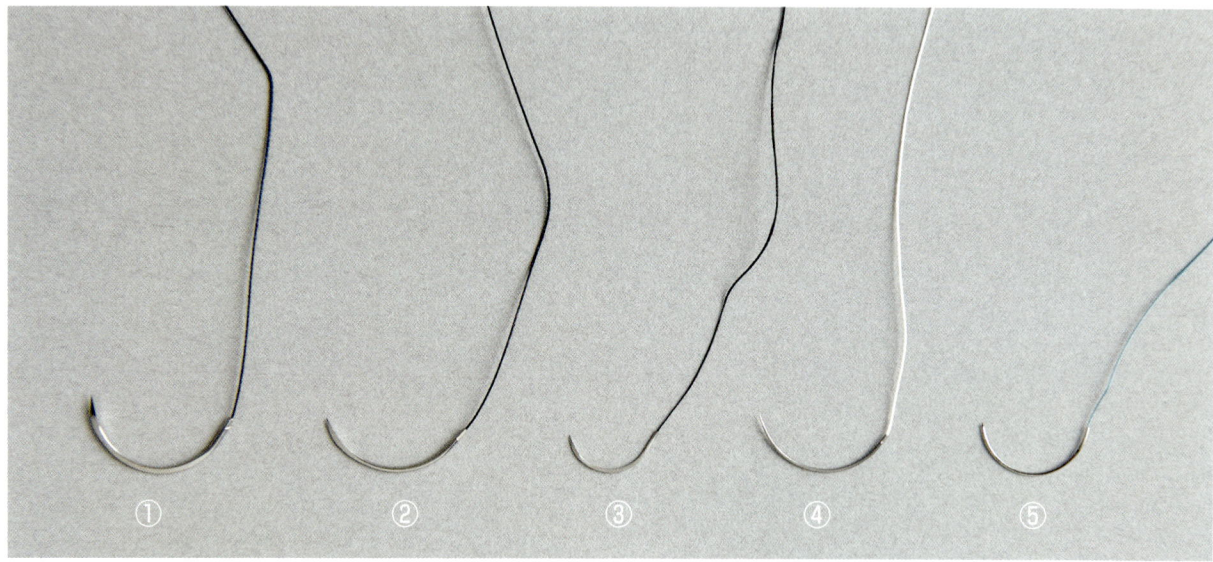

図2　①23ミリ強彎針リバースカット、②19ミリ弱彎針リバースカット、③13ミリ弱彎針リバースカット、④18ミリ弱彎針テーパーポイント、⑤17ミリ強彎針テーパーカット

■ 針尖の種類

　縫合針は尖端の形状によりいくつかに分類されている。同一サイズ、形態の縫合針でも、針尖の形状によって刺通性や組織障害性が異なるので注意する必要がある。

	逆三角針 reverse cutting	角針 conventional cutting	丸針 taper point	テーパーカット針 tapercut
形態				
針尖	▽	△	○	▽（丸内）
刺通性	○	○	△	○
適用軟組織	硬く刺通しにくい組織	硬く刺通しにくい組織	軟らかく刺通しやすい組織	硬い組織
特徴	彎曲の内側三角形の底辺を挟んで2つの刃、彎曲の外側に第3の刃が付いている。歯科領域では一般的に用いられる	逆三角針と三角形の方向が逆で、第3の刃が彎曲の内側に付いている。刺入や結紮により組織が断裂しやすい。歯科領域の縫合には適さない	針尖のみに刃が付いている。薄い粘膜や骨膜縫合に適する。刺通性が悪い	丸針の先端に鋭利な逆三角針が付いている。刺通性に優れ、組織の断裂が起こりにくいため、骨膜縫合や軟組織移植に適する

（エチコンプロダクトカタログ2007年度版より引用改変）

■ 曲針の種類

　曲針は、その彎曲の程度によって4種類に分類される。一般に歯周外科やインプラント外科手術などの口腔内縫合に際しては、弱彎針や強彎針が多く用いられている。

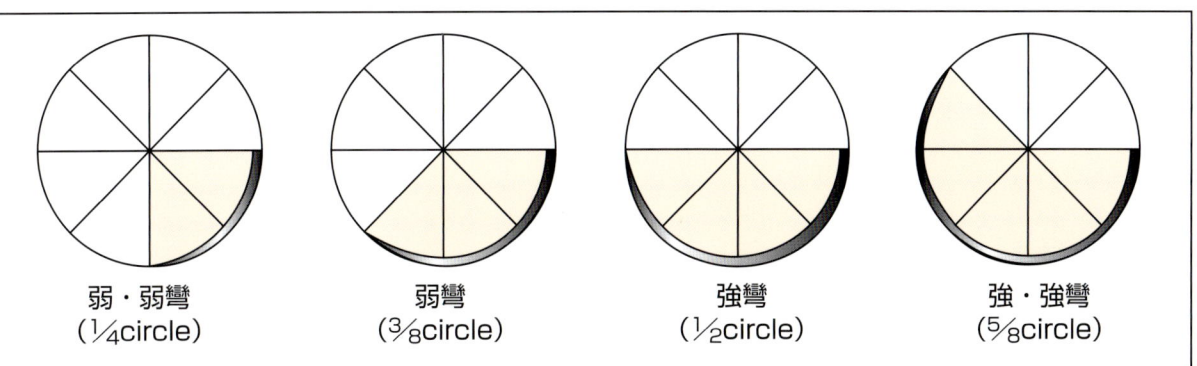

弱・弱彎（1/4 circle）　　弱彎（3/8 circle）　　強彎（1/2 circle）　　強・強彎（5/8 circle）

曲針は彎曲の程度によって4種類に分類される。基本的には円周を8分割し、その2ブロックを占めるものを弱・弱彎、3ブロックを占めるものを弱彎、4ブロックを強彎、5ブロックを強・強彎としている。

■ 持針器の選択と使用法

持針器は使用する縫合針のサイズに合ったものを選択する。小さすぎる持針器は、針を正確にコントロールできないし、大きすぎる持針器は、小型の針の彎曲を伸ばしてしまう恐れがある。

持針器の選択
1. 縫合針のサイズに適したものを使う
2. 先端の把持部がしっかり針や糸を把持できる材質のものを使う

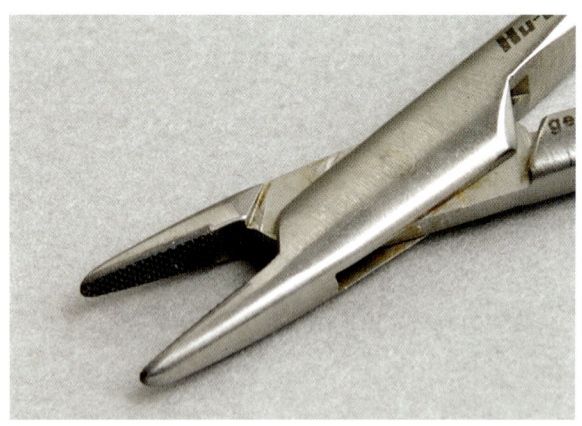
図3 把持部先端にタングステン・カーバイドが装着された持針器

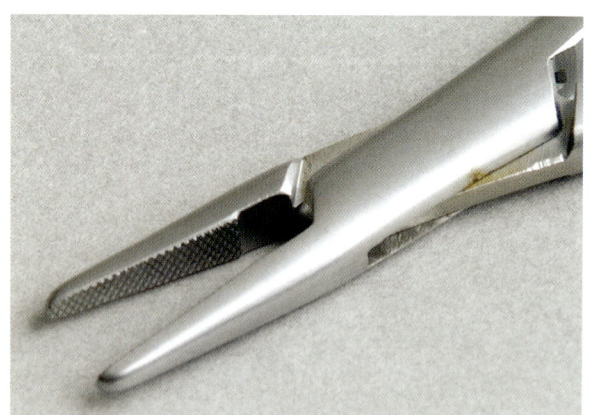
図4 把持部先端にタングステン・カーバイドが装着されていない持針器

持針器による縫合針の把持には注意を要する。針尖とスウェッジ部の損傷を避けるため、把持部の先端2〜3mmの部分で、針のスウェッジ部から針尖までの距離の1／3から1／2の部分を把持する。針尖やスウェッジ部の把持は針の変形の原因となる。

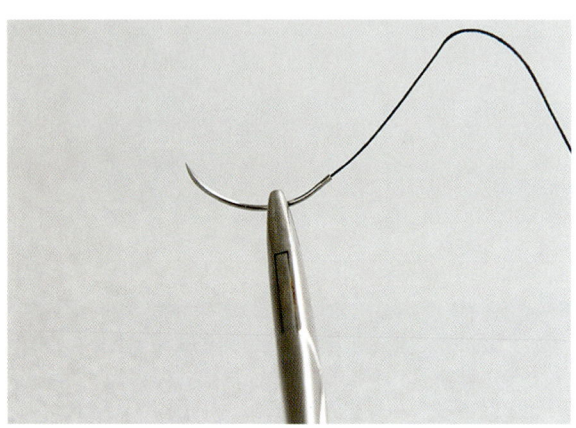
図5 持針器の先端で針の所定の部分をしっかりと把持する

持針器による運針上の注意点
1. 組織内への刺入は針の彎曲に沿って運針する
2. 組織から引き抜くときには、針尖から離れた所を把持する
3. 切れ味の落ちた針や、変形した針は使用せず、新しいものに替える

■ パッケージ表記の読み方

これまでに縫合糸の特性や目的に応じた選択基準について学んできた。ここでは、実際の針付き縫合糸のパッケージに表記してある縫合糸や針の特性の読み方を解説する。パッケージには縫合糸の選択に必要な重要事項がまとめられているので、常にパッケージをよく確認するようにしたい。

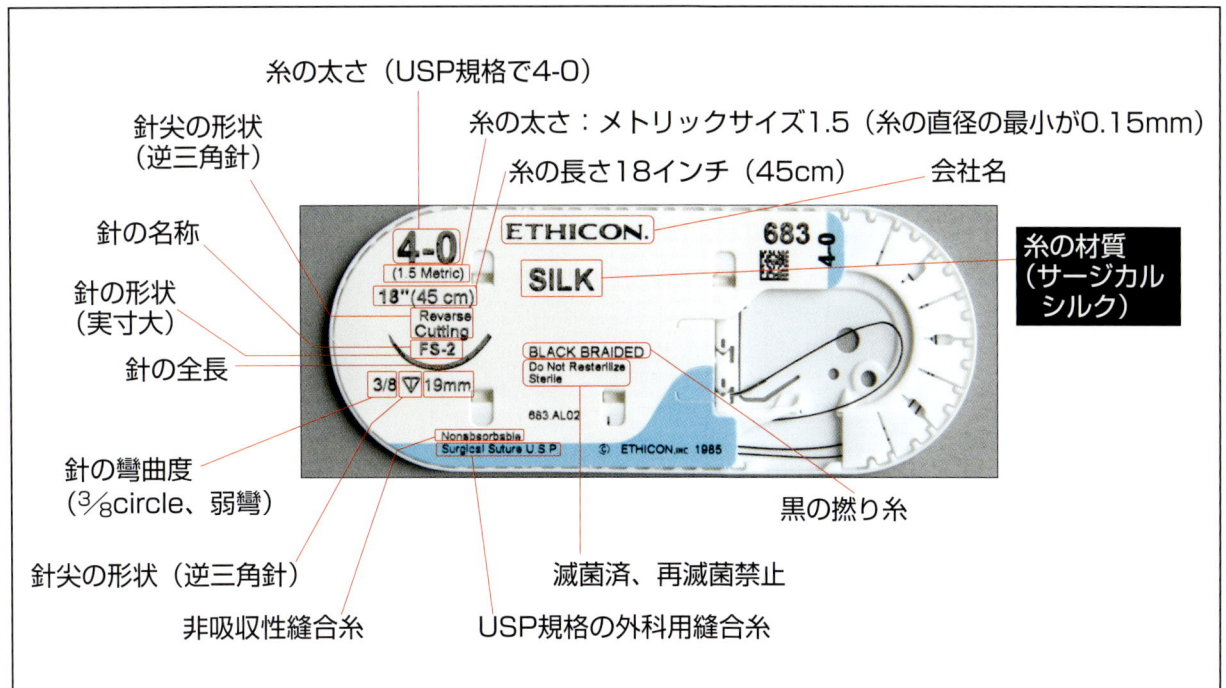

図6　非吸収性縫合糸のパッケージ例

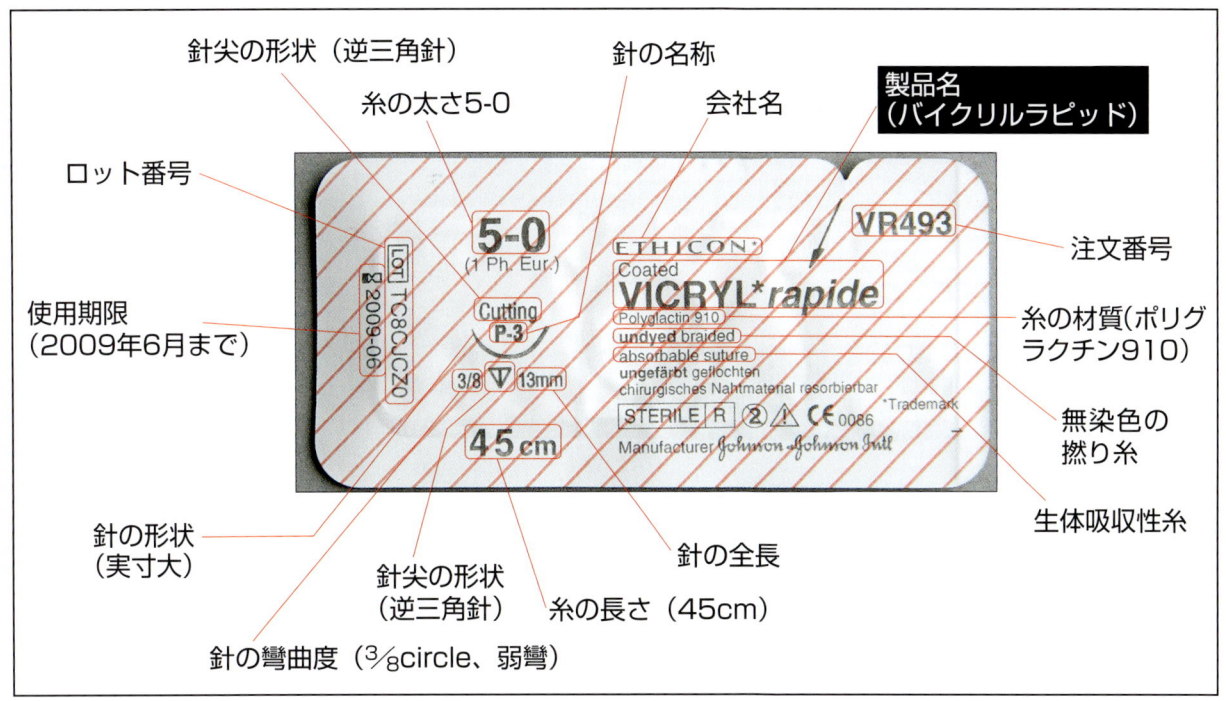

図7　吸収性縫合糸のパッケージ例

4. 基本的な歯周外科器具

■ Prof.申式歯周外科キット Basic

　STOMA社（ドイツ）の器具より、ブレードホルダー、剥離子、歯間ナイフ、ティッシュプライヤー、探針付プローブ、持針器、歯肉鋏など、通常の歯周外科に必要な器具16種17点を、専用トレイとともにピックアップした。

●構成

- GRXL5-6グレーシーキュレット hy-grip
- GRXL7-8グレーシーキュレット hy-grip
- GRXL11-12グレーシーキュレット hy-grip
- GRXL13-14グレーシーキュレット hy-grip
- ブーザー hy-grip
- プリチャード PR3 hy-grip
- セムケン 12cm 曲
- クーリー hy-grip 17.5cm 1.3mm
- ゴールドマンフォックス SC
- ハルステッドモスキート 曲 14cm
- クライルウッドニードルホルダー 15cm
- ローズバックアクション hy-grip
- オーバンファイル10-11 hy-grip
- プローブ イグルホウト EX3A-PNC hy-grip
- オーバン O1-2 hy-grip
- 歯周外科ブレードホルダー hy-grip φ8mm
  （キットには2本含まれる）
- 歯周外科キット（Basic）トレイ

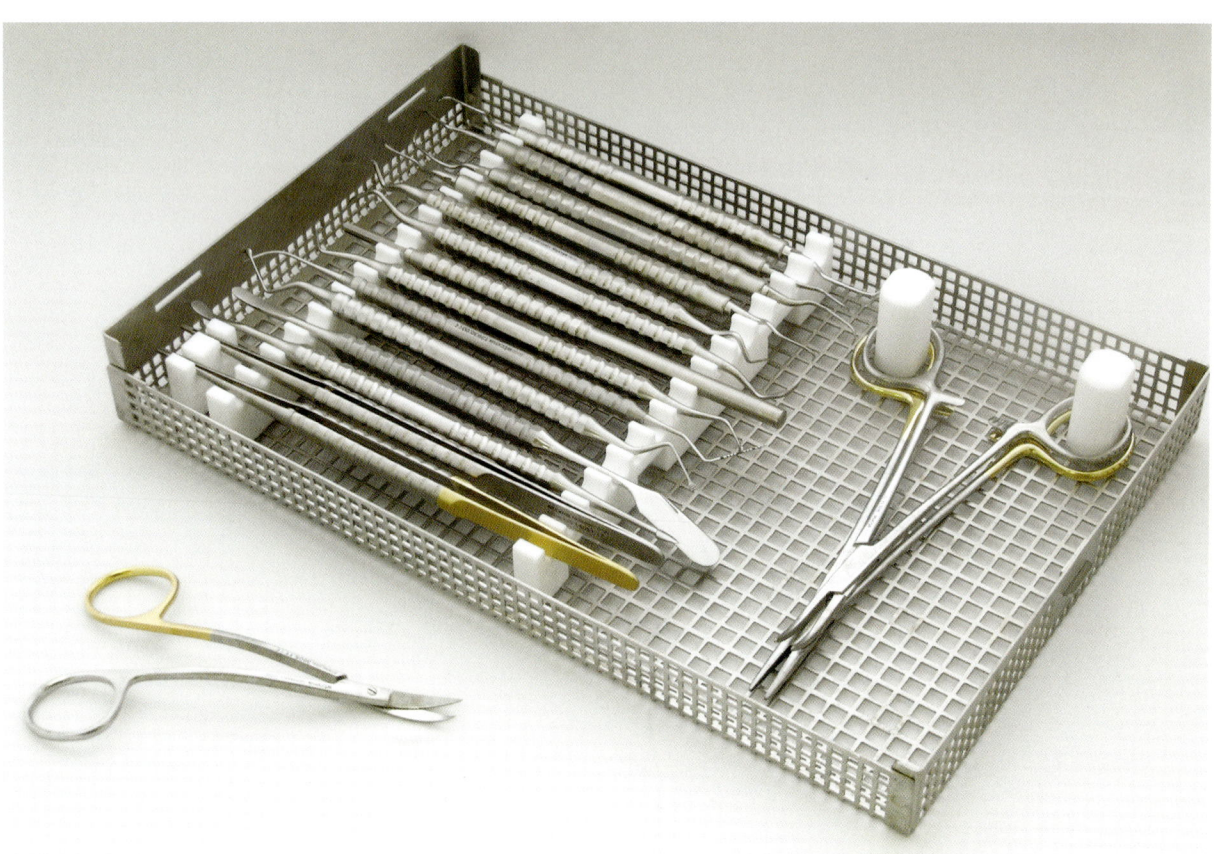

図1　Prof.申式歯周外科キット Basic

5. 微細な手術に使用する歯周外科器具

■ Prof.申式歯周外科キット Advance

　STOMA社の器具より、ペリオ・プラスティックサージェリーや再生療法における微細なインスツルメンテーションや縫合操作に適した剝離子、持針器、骨移植に必要な器具など9点を、専用トレイとともにピックアップした。

●構成

- イクルホウト・マイクロ hy-grip
- アレン トンネルエレベーター hy-grip 2mm
- オーバン アレン イクルホウト #1
- イクルホウト ラテラルトンネルエレベーター hy-grip 2mm
- ゴメル hy-grip 16cm カーブド
- マイクロフォーセプス クーリー hy-grip 17.5cm 0.6mm
- マイクロブレードホルダー
- ビーラー ボーングラフトパッカー／スプーン
- バラッケルニードルホルダー hy-grip 18cm φ0.8 曲
- 歯周外科キット(Advance)トレイ

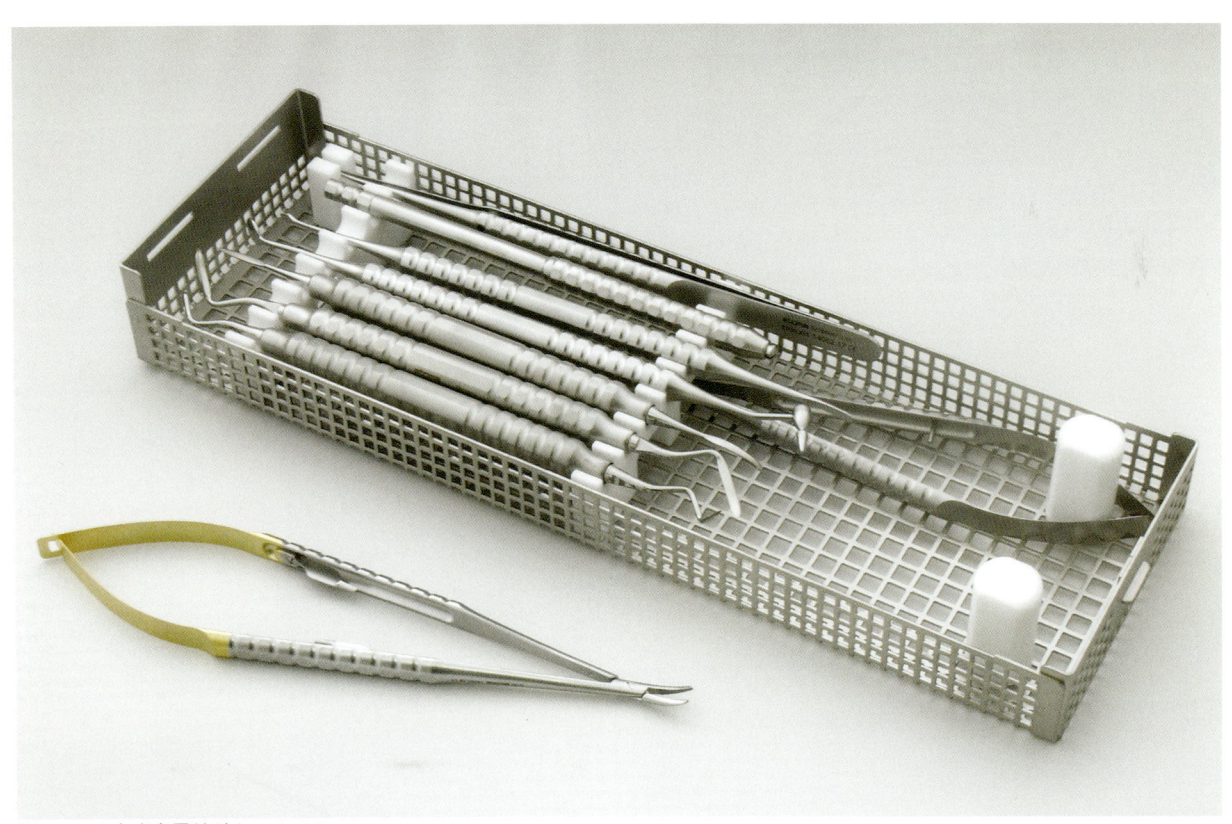

図1　Prof.申式歯周外科キット Advance

問合せ先：㈱インプラテックス　〒116-0013 東京都荒川区西日暮里2-33-19 YDM日暮里ビル
TEL 03-5850-8555　FAX 03-5850-8505

Ⅲ 結紮法

1. 結紮の一般原則

　結紮は、緩まずに創部が治癒するまでの一定期間安定した縫合張力を組織に与えることが必要である。そのためには、創部の組織や用いた縫合法、さらに縫合糸などを考慮に入れる必要がある。
　また、結紮時には切開部にかかる緊張や術後の浮腫を計算に入れておかなければならない。強すぎる縫合張力は、創部の血行障害を起こして組織の壊死の原因となったり、組織が断裂して縫合張力を保てなくなり、縫合の目的を全くはたせなくしてしまう。

結紮の一般原則
1.　結紮は小さく、緩まないこと
2.　組織の壊死や断裂を生じない程度の張力で締める
3.　できる限り単純な方法で結紮
4.　張力は一気にかけずに、徐々に締めていく
5.　2本の糸を水平に、反対方向に同じ力で引く
6.　切開線上や刺入点に結び目を重ねず、左右いずれかに寄せる
7.　糸の端（みみ）はできるだけ短く（2〜3mm）する
8.　縫合糸の材質や特性によって適した結紮法を用いる

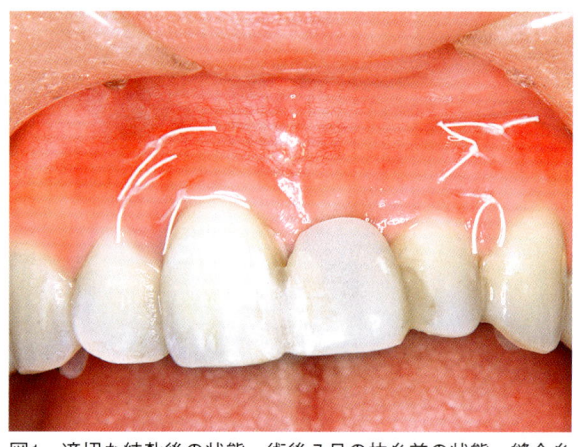

図1　適切な結紮後の状態。術後7日の抜糸前の状態。縫合糸は縫合直後の状態を維持している

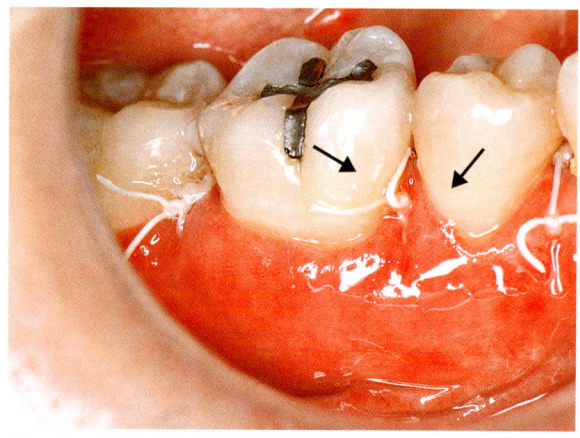

図2　過度の張力をかけたもの。術後7日の抜糸前の状態。6｜近心歯間乳頭部の縫合張力が強すぎたため、縫合糸が組織内で移動してしまっている

2. 主な結紮方法（角結び、引き結び、外科結び）

　結紮は用いる縫合糸の摩擦によって維持されており、縫合糸の材質や構造によって摩擦係数が異なるため、その時々の状況に合った結紮法を用いなければならない。摩擦係数が低いと、結紮後の結び目はほどけやすくなる。
　一般にモノフィラメントや太い縫合糸では摩擦係数は低く、マルチフィラメントや細い縫合糸では高くなる。インプラント外科手術を含めた歯周外科手術では、一般に角結び（square knot）、引き結び（slip knot）、および外科結び（surgeon's knot）の3種類が用いられる。

結ぶ前の結び目の構成：結紮は、ループ、結び目、みみの3つの部分で構成されている
1.　ループ：組織に貫通し、直接縫合張力を組織に伝達する部分
2.　結び目：組織を貫通した縫合糸どうしがからまってできるもの。糸を引く際には、図に示すような方向で、ちょうど糸が「らせん状」にからまるようにする
3.　み　み：結紮後に余分な糸を切りとった部分

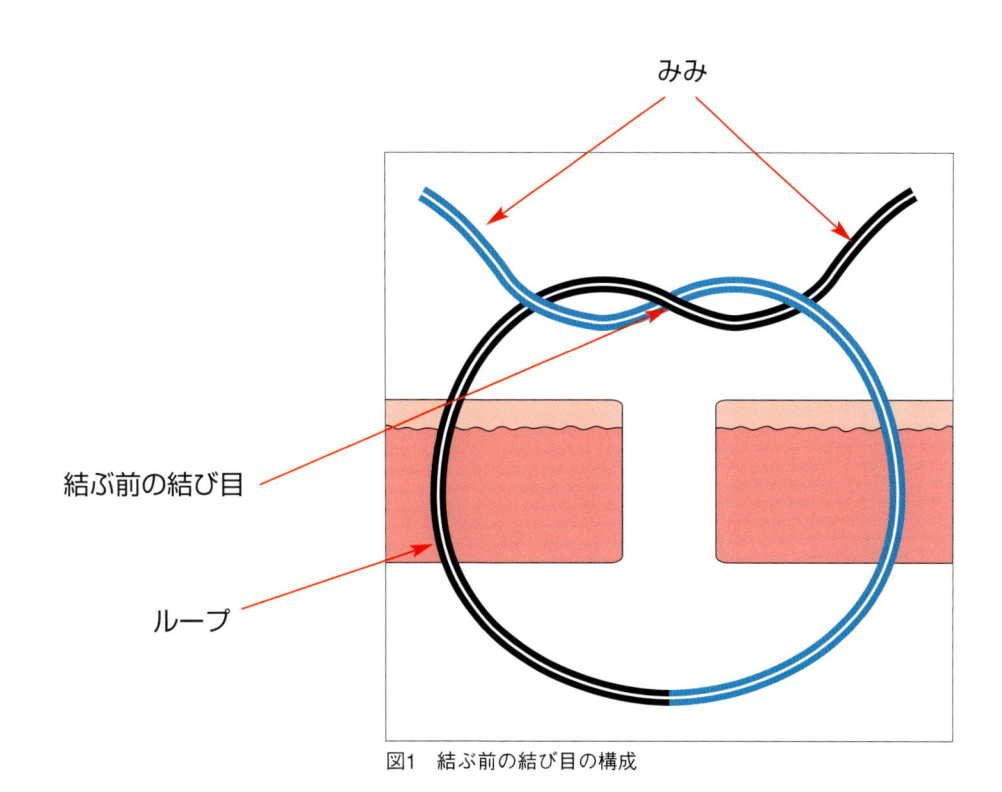

図1　結ぶ前の結び目の構成

■ 主な結紮方法

1. 角結び（square knot）

　男結び、こま結びとも呼ばれ、一つ結びを反対方向に2回繰り返す結紮法で、緩みにくい。結び目の方向は、持針器の先端に糸をからませる方向を変えることで逆にすることができる。例えば、1つ目の結び目を持針器の上（左）から糸をまわせば、2つ目の結び目は持針器の下（右）から糸をまわして結紮する。

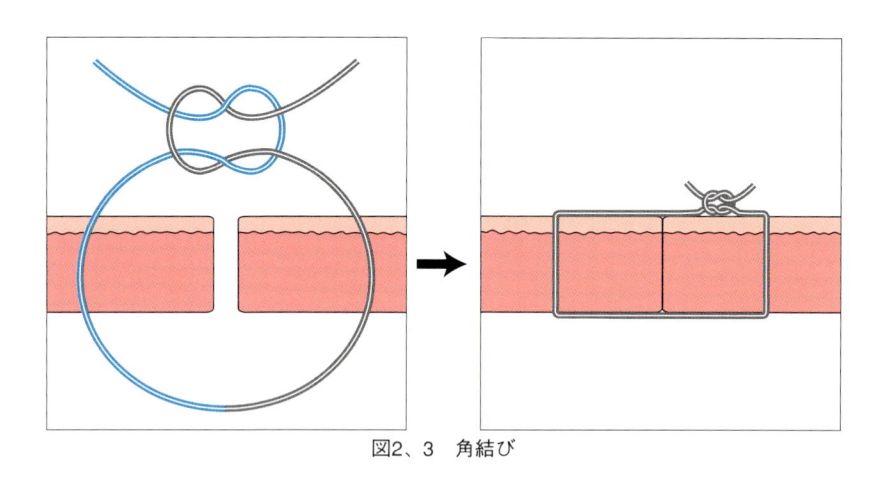

図2、3　角結び

2. 引き結び（slip knot）

　女結び、たて結び（granny knot）とも呼ばれ、一つ結びを同じ方向に2回繰り返す結紮法。緩みやすいが、結紮後に増し締めができる。実際の応用に際しては、この増し締めの特性を利用することによって効果的な結紮が行える。すなわち、所定の位置で引き結びを行い、増し締めによって必要な張力が得られた後、再度3度目の結び目をこれまでと反対方向に追加して結び目が緩まないように固定する。

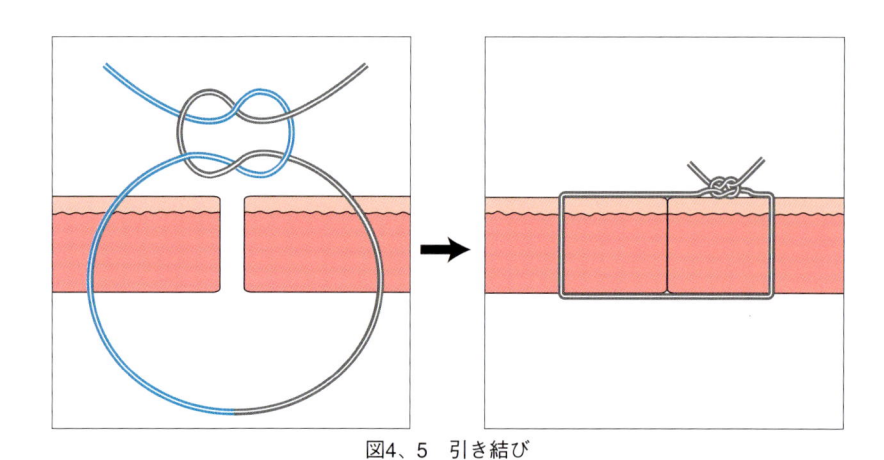

図4、5　引き結び

3. 外科結び（surgeon's knot）

角結びの変法。結び目の作り方は角結びと同じであるが、1つ目の結び目のみ2重に糸をまわす。最初の結び目を2重にすることで、糸の滑りや緩みが防止できるため、組織強度の高い部分の縫合に適している。

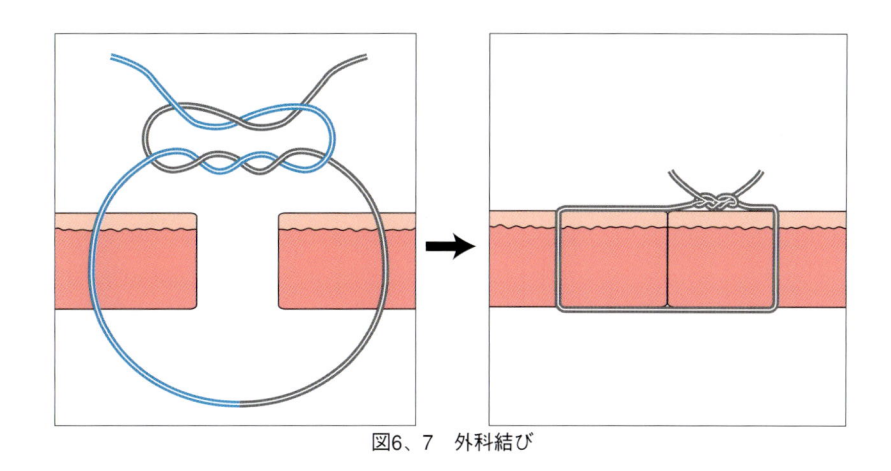

図6、7　外科結び

※一般に多く用いられている絹糸（ブレーデッドシルク）は摩擦係数が高く緩みにくいため、角結びだけで結紮が緩むことはないが、ナイロンなどのモノフィラメントの縫合糸など、摩擦係数の低い縫合糸を用いる場合は、結紮後に反対方向の結びを追加しておくとよい

■ 基本的な結紮手順

　実際の縫合時の結紮では、事前に結紮法が常に決まっているわけではなく、1つ目の結び目を作った後、創縁の接合状態をみて、次の結び目の方向を決定する場合が多い。すなわち、1つ目の結びの後に結紮の緩みがなければ反対方向に結び目を追加（角結び）して結紮を終了する。一方、緩みがあるようなら同じ方向に結紮を追加し（引き結び）、増し締めをしてから、さらに反対方向に結び目を1つ追加して結紮が緩まないようにする。

1. 1つ目の結び目
　　縫合糸がらせん状になる方向に引く（図8）

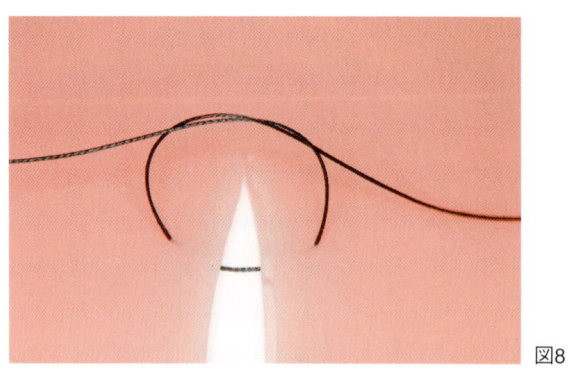

図8

2. 創縁の閉鎖状態をみながら糸を反対方向に引く
　　（図9、10）

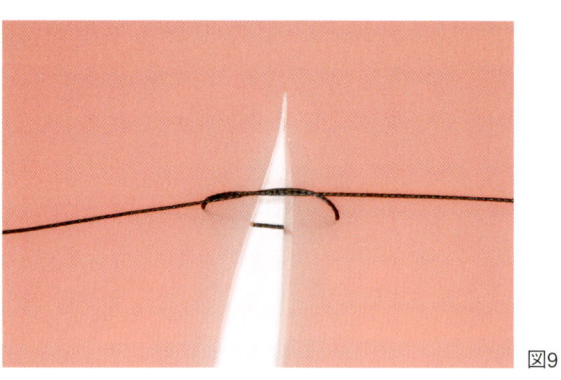

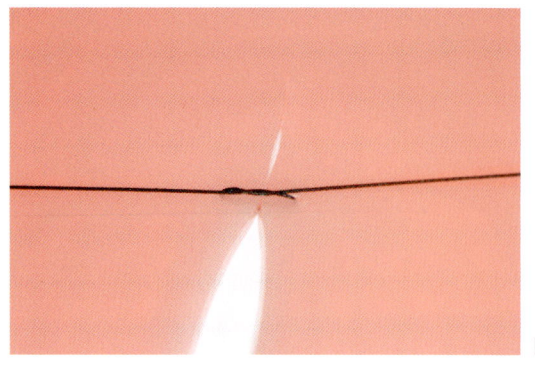

図9

図10

3. 2つ目の結び目
   ① 1つ目の結び目が緩まないようなら、2つ目の結び目は反対方向に追加して結紮を終了する（角結び）
   ② 1つ目の結び目が緩んでいる場合には、2つ目は、1つ目と同方向に結び目を追加し、適度に増し締めをする（引き結び、図11、12）。その後で、反対方向に3つ目の結び目を追加して終了する

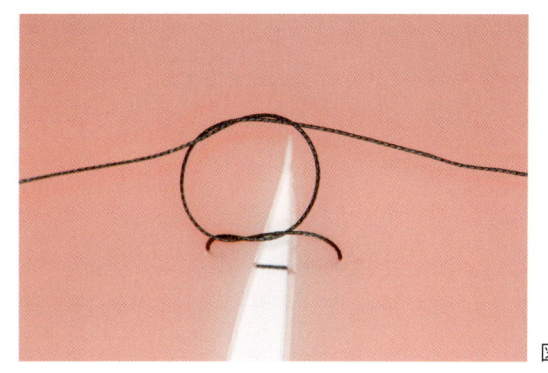

図11

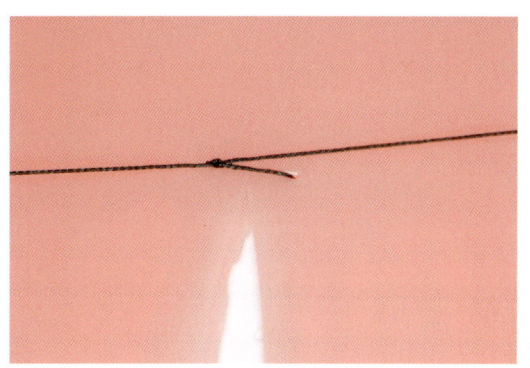

図12

4. 結紮部は切開線と刺入部の間におく（図13）

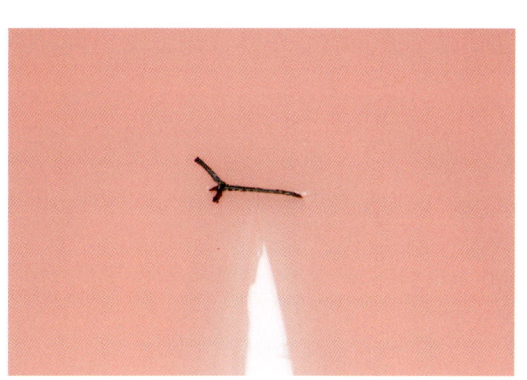

図13

5. 2〜3mmのみみを残して糸を切断する（図14）

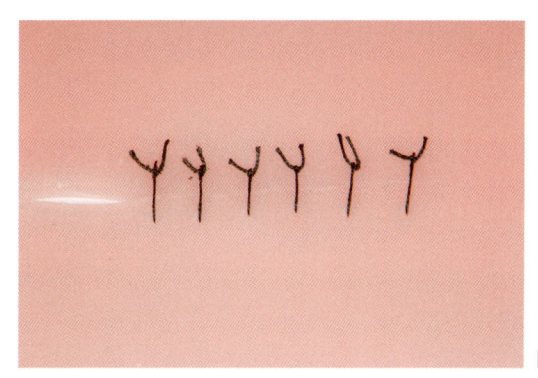

図14

Ⅳ 抜糸

1. 抜糸（時期と術式）

　抜糸は縫合により創部が癒合した後、できるだけ早期に行うことが望ましい。いたずらに縫合糸を長期間残しておくと、瘢痕組織を形成したり、縫合糸にプラークが停滞し、感染の危険性が増す。通常抜糸は、縫合後7〜10日程度で行う場合が多い。

■ 抜糸

- 創面が癒合したときが抜糸の時期
- 一般に成人で術後7日程度
- 高齢者では1〜2日程度遅め
- 術式
    ① 創部の清掃と消毒
    ② ティッシュプライヤーで結紮を持ち上げる
    ③ 組織下部にあった糸をはさみで切断
    ④ 汚染した糸が組織内を通過しないように抜糸する

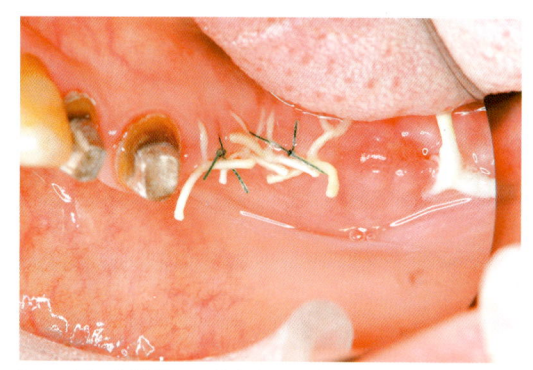

図1　長い間放置した縫合糸へのプラークの停滞を認める

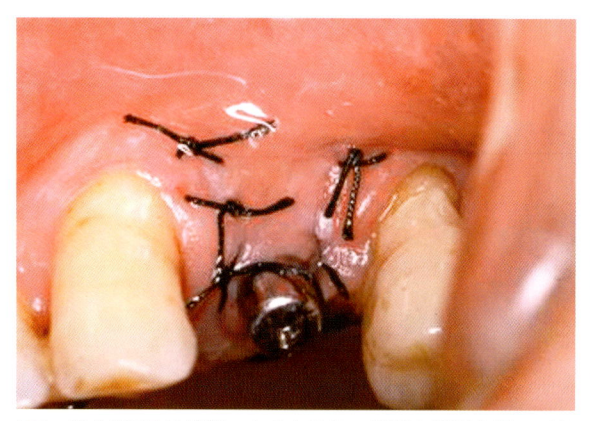

図2　縫合後7日の状態。あらかじめ、創部の清掃を行ってある。4-0ブレーデッドシルクによる単純ループ縫合を行った

図3　ティッシュプライヤーで縫合糸のみみを持ち、組織下の縫合糸を持ち上げる

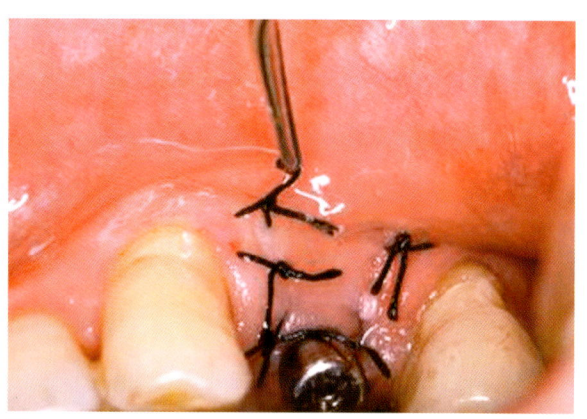

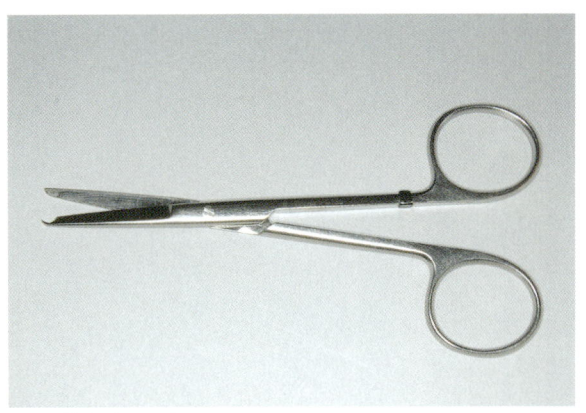

図4 抜糸用のはさみ

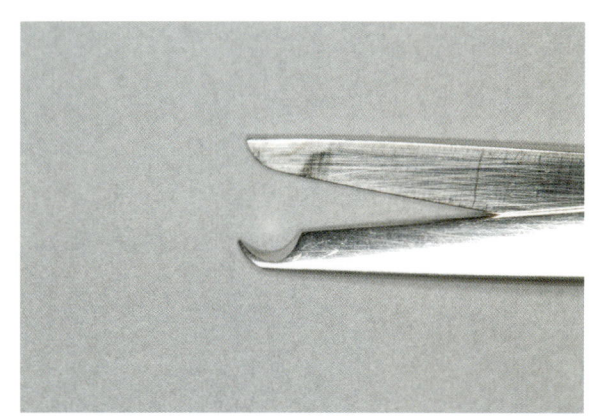

図5 抜糸用のはさみ先端部

■ 抜糸の手順

1. みみを持ち上げた状態で、組織下にあった部分の糸を切断。写真では抜糸用のはさみを使用している（図6）

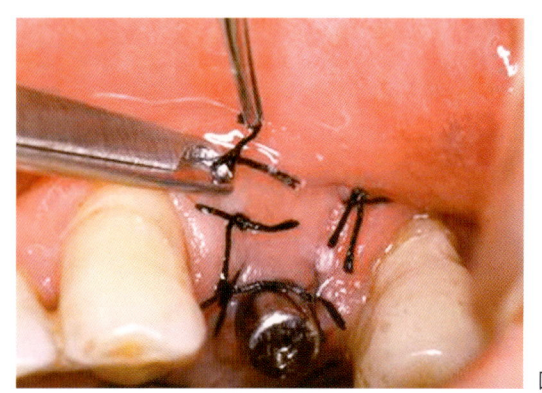

   図6

2. 組織外に露出していた糸が組織内を通過することなく抜糸ができる（図7）

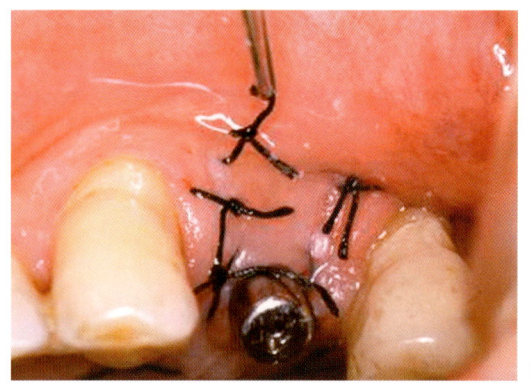

   図7

3. 抜糸後の状態（図8）

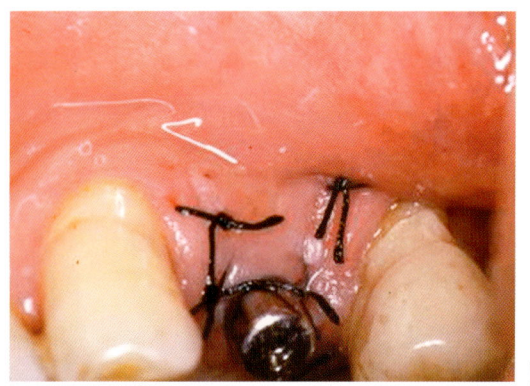

   図8

第2章

歯周外科やインプラント外科手術で用いられる主な縫合法

縫合法の分類と手技

I 単純縫合（Simple Suture）

縫合法には、糸の走行の違いやその特性によって多くの方法がある。

一般には縫合する創部を1針ずつその都度結紮する単純縫合と、複数歯にわたるフラップや広範囲の創部を一度に縫合する連続縫合とに分けられる（表）。単純縫合、連続縫合ともに、さらにその特性によって細分されており、縫合する部位や目的に応じて、縫合法を選択する必要がある。

歯周外科やインプラント外科手術で用いられる主な縫合法

Ⅰ．単純縫合（Simple Suture）
　1．断続縫合（Interrupted Suture）
　　A　ループ縫合（Loop Suture）
　　B　8の字縫合（Figure 8 Suture）
　2．マットレス縫合（Mattress Suture）
　　A　垂直マットレス縫合
　　　（Vertical Mattress Suture）
　　B　水平マットレス縫合
　　　（Horizontal Mattress Suture）
　　C　交叉マットレス縫合
　　　（Cross Mattress Suture）
　3．懸垂縫合（Sling Suture）
　4．係留縫合（Anchor Suture）

Ⅱ．連続縫合（Continuous Suture）
　1．連続独立懸垂縫合（Continuous Independent Sling Suture）
　2．連続ロック縫合（Continuous Locking Suture）
　3．連続歯間縫合（Continuous Simultaneous Interdental Suture）

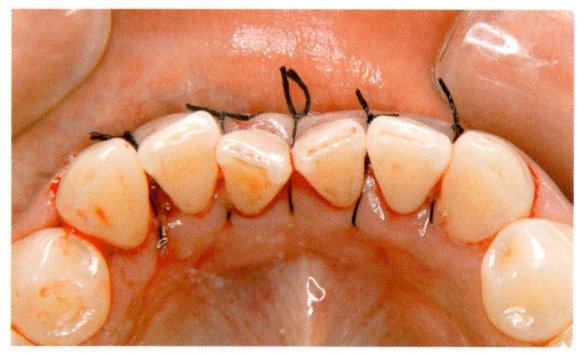

図1　単純縫合。縫合部位を1針ずつその都度結紮して創部を閉鎖

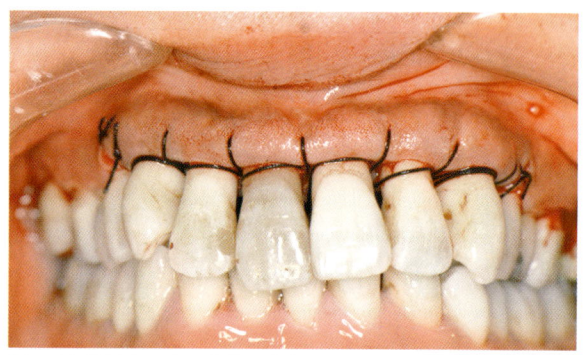

図2　連続縫合。広い範囲の創部を連続して縫合し、最後に結紮して創部を閉鎖

- 単純縫合の利点
    - 縫合法が単純で簡便
    - 1歯から数歯の創部を確実に閉鎖できる
    - 抜糸操作が容易
    - 縫合途中での失敗に対応できる（再縫合が容易）

- 単純縫合の欠点
    - 1針ずつ結紮が必要なため、時間がかかる
    - 結紮部が多く、プラークの停滞や歯周パックへの迷入が生じやすい

1. 断続縫合（Interrupted Suture）

相対する創縁に縫合糸を通して1針ずつ結紮する方法。

A　ループ縫合（Loop Suture）

歯科領域で最も多く用いられている縫合法で、両側の創縁にループ状に縫合糸を通して結紮する。創縁同士を引き合うことで緊密な創部の閉鎖が可能。

■ ループ縫合の手順（フラップ手術の一例）

1. 頰側フラップの外面から針を通す（図1）
    - フラップはティッシュプライヤーで把持
    - 針尖を歯根・インプラント体・骨に当てない

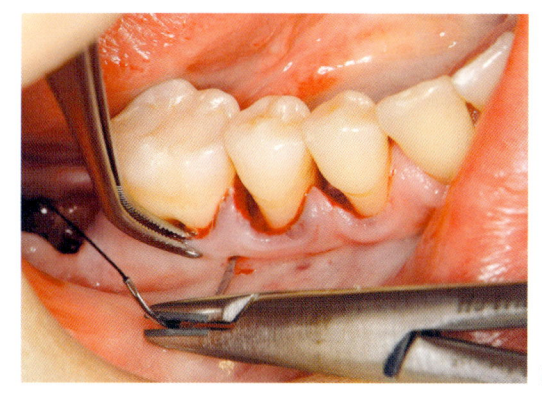

図1

2. 針を頰側から舌側へ通す（図2）
    - 頰側フラップへの刺入後、持針器で針の先端近くを持って、スウェッジ側から歯間部を舌側へ通す

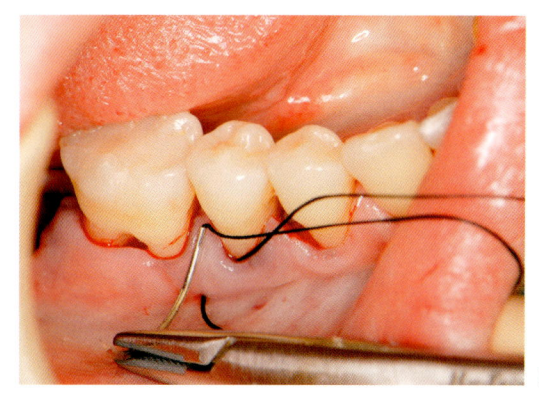

図2

3. 針を頰側から舌側へ通す（図3）
   - 針のスウェッジ部から歯間部を通して舌側へ抜くことで、針尖を鋭利な状態に保つことができる

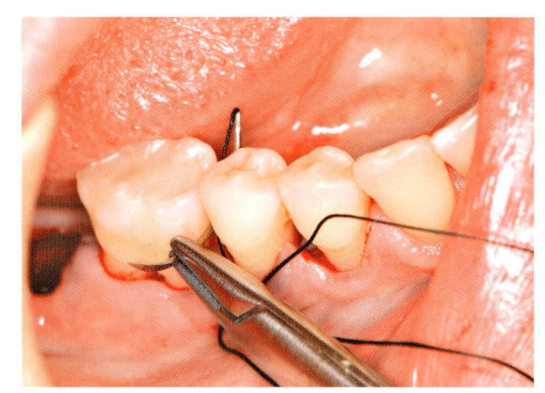

図3

4. 舌側フラップへの刺入後、針を舌側から頰側へコンタクトポイントの下を通す（図4）
   - 舌側フラップをティッシュプライヤーで把持し、フラップ内面から刺入する
   - 再び針を舌側から頰側へ針のスウェッジ側から通す

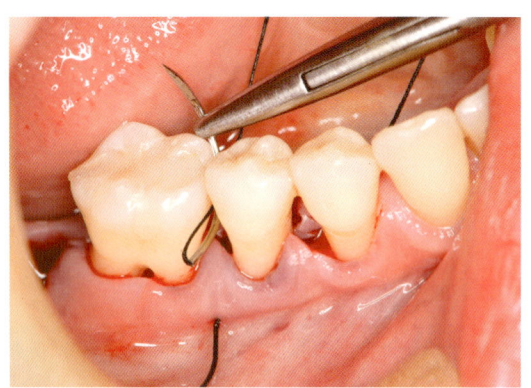

図4

5. 頰側で結紮し、みみを2～3mm残して糸を切断（図5）

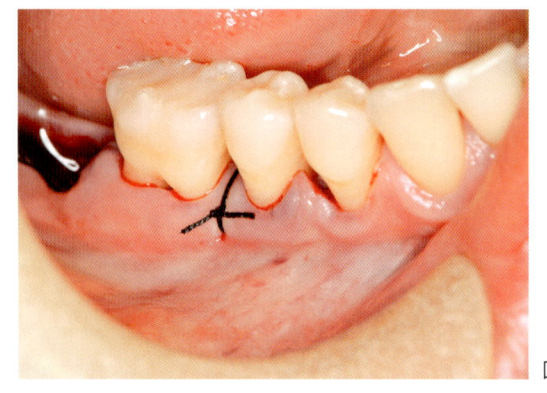

図5

■ 縫合時の注意事項

- 基本に従った運針操作を心がける
- 縫い合わせる組織の強度が違うと、弱い方の組織に断裂を生じる
- 結紮部は切開線および刺入点と重ならないようにする

B 8の字縫合（Figure 8 Suture）

　この縫合は、舌側のフラップへの刺入の際に、後方臼歯部などでフラップの内面からの刺入が困難な部位や、双方のフラップが短く閉鎖できないような場合で、できる限りフラップを近接させて縫合したい場合などに用いられる。

8の字縫合（Figure 8 Suture）
1. フラップの内面から刺入できない部位に応用
2. 頬・舌側のフラップが離れていて接合できないような場合に、互いのフラップを引き寄せて縫合できる
3. お互いのフラップが重なり合うことを防止できる
4. フラップ間に縫合糸が介在する（創の閉鎖を目的とする場合は4-0以下の細い糸を使用する）

■ 8の字縫合の手順

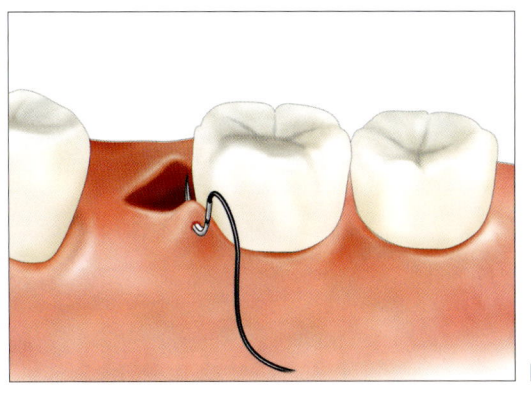

1.
2. ｝単純ループ縫合と同じ（図6）

図6

3. 舌側フラップの外面から針を通す（図7）

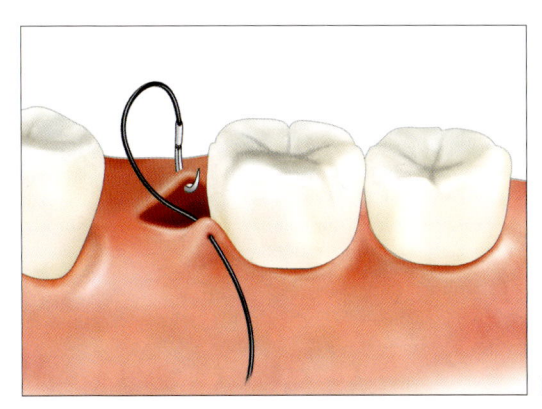

図7

4. 再度コンタクトポイントの下へ針を通す（図8）

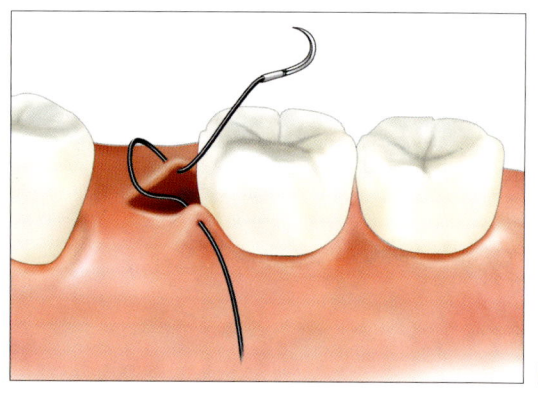

図8

5. 頬側で結紮し、余剰の糸を切断（図9）

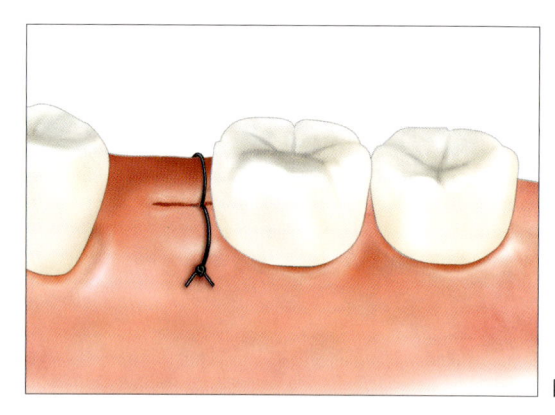

図9

2. マットレス縫合（Mattress Suture）

　翻転したフラップに対し、針を2度通すことにより、ひとつの縫合操作によって4点で組織に対して縫合張力をかけることができる（図2）。また、フラップを正確に意図した位置に固定することが可能であり、骨膜縫合や軟組織移植の際にも応用される。マットレス縫合は、縫合糸の組織内での走行にいくつかのバリエーションがあり、それぞれ異なった縫合効果をもたらす。

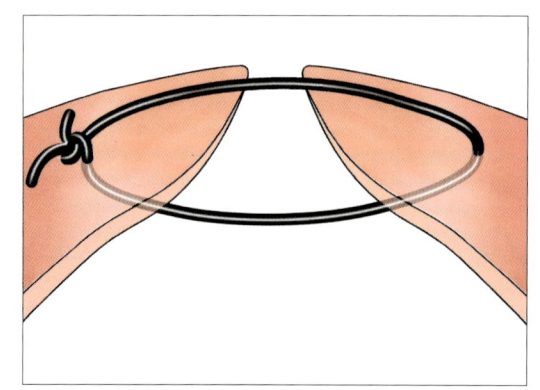

図1　断続縫合
2点での縫合張力。2点で張力と抵抗するため、縫合張力が強いとフラップの裂開が生じる恐れがある

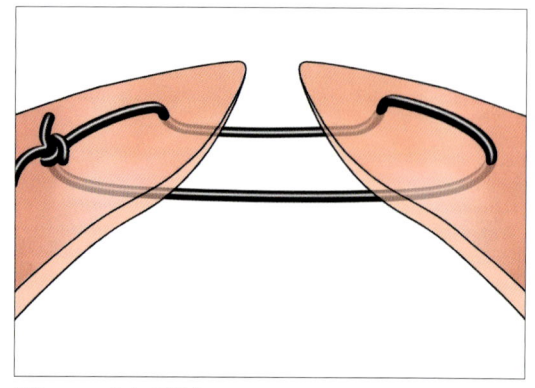

図2　マットレス縫合
1つのフラップに針を2度刺入することで、4点で縫合張力に抵抗できる。フラップへの確実な張力の伝達が可能で、裂開もしにくい（図はエバーティング垂直マットレス縫合、後述）

マットレス縫合（Mattress Suture）

1. 4点での縫合張力によりフラップの裂開が生じにくい
2. フラップが安定し、扱いやすい
3. 正確な位置にフラップを固定できる
4. 異なった2通りの縫合手技により、フラップへの縫合張力のコントロールが可能

A マットレス縫合の分類

① 縫合張力の方向による分類

1）エバーティングマットレス縫合（Everting Mattress Suture）（図3左、図4左）

1. 創縁を上方に持ち上げるような力をかけられる
2. 薄くやわらかいフラップを確実に閉鎖できる
3. 縫合部が裂開しないようにフラップを歯冠側方向にホールドできる
4. 創内面にデッドスペースが生じやすい
5. 結紮が強すぎるとフラップ辺縁が壊死しやすい
6. フラップ辺縁が離開するため、ループ縫合と組み合わせて用いる
7. 改良法を用いることによりフラップ辺縁の離開を防止できる

2）インバーティングマットレス縫合（Inverting Mattress Suture）（図3右、図4右）

1. フラップを下方に押しつけるような力をかけられる
2. 厚く硬いフラップを下部の骨面や歯根に密着できる
3. 創内面のデッドスペースを防止できる

※上記のエバーティング、インバーティングマットレス縫合のそれぞれに、さらに垂直、水平マットレス縫合を選択できる

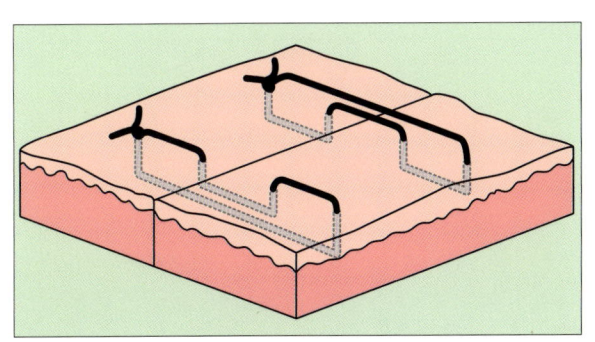

図3 垂直マットレス縫合のバリエーション
左はエバーティング、右はインバーティング垂直マットレス縫合を示す。糸の走行に注意

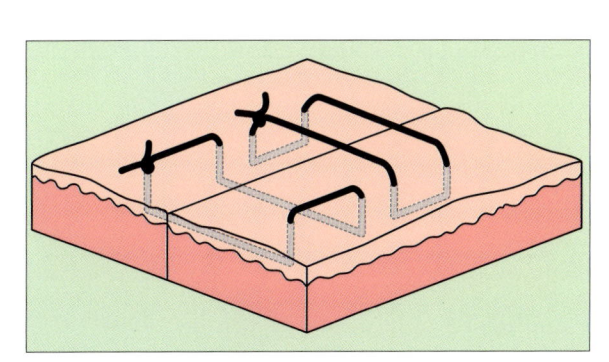

図4 水平マットレス縫合のバリエーション
左はエバーティング、右はインバーティング水平マットレス縫合を示す。糸の走行に注意

② 縫合領域の大小による分類

1) 垂直マットレス縫合（Vertical Mattress Suture）

> 1. 歯間部のように狭い部分の縫合に用いる
> 2. エバーティング法により歯間乳頭を立ち上げて縫合できる

2) 水平マットレス縫合（Horizontal Mattress Suture）

> 1. 歯の欠損部やインプラント外科手術などのように広い部分の縫合に用いる
> 2. インバーティング法により移植片の移植床への密着ができる

※上記の垂直、水平マットレス縫合は、それぞれエバーティング、インバーティング法を使い分けることにより創部への張力の方向をコントロールすることができる

B 種々のマットレス縫合の応用

① フラップや移植片を圧迫して下部組織に密着させたい場合

　フラップ手術やインプラント手術にかかわらずフラップを下部に圧迫し、骨面や歯根面に密着させたい場合には、インバーティングマットレス縫合が適している。特に、フラップ手術の際の歯間部のような幅の狭い部位を縫合する際には、インバーティング垂直マットレス縫合（図5）、インプラント外科手術のように歯の欠損部などの広い範囲にはインバーティング水平マットレス縫合を用いる（図6）。

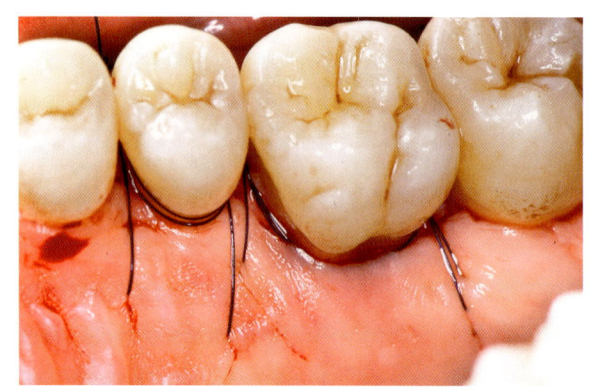

図5　フラップ手術時の口蓋側フラップの縫合。インバーティング垂直マットレス縫合を行っている

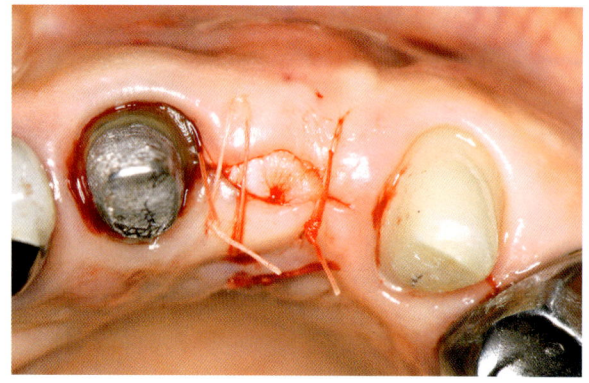

図6　インプラント埋入と同時に行った上皮下結合組織移植。インバーティング水平マットレス縫合を行い、創部を密着させた

② フラップ辺縁を立ち上げて広い接合面積を得たい場合

　エバーティングマットレス縫合は、創縁を立ち上げた状態で縫合することができる。例えば、前歯部などの審美領域でのフラップ手術において、歯間乳頭の陥没を避けたい場合には、エバーティング垂直マットレス縫合を用いることによって、歯間乳頭を立ち上げ、術後の歯間乳頭の陥没を最小限に抑えることができる（図7）。また、骨移植やGTRメンブレンを用いて再生療法を行った場合などでも、この縫合法を用いることによって、移植骨の漏出や、メンブレンの露出を防止することが容易になる。

　また、インプラント埋入手術時で粘膜が薄い場合などは、エバーティング水平マットレス縫合を用いる

ことで、創を広い面積で接合でき、術後の創の裂開を防止することができる。特に骨欠損部への骨移植やGBRメンブレンを応用した場合に有効である（図8、9）。

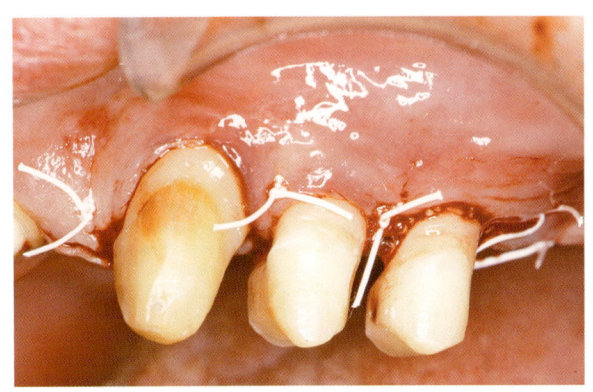

図7　エバーティング垂直マットレス縫合により歯間乳頭を立ち上げた状態に維持させる

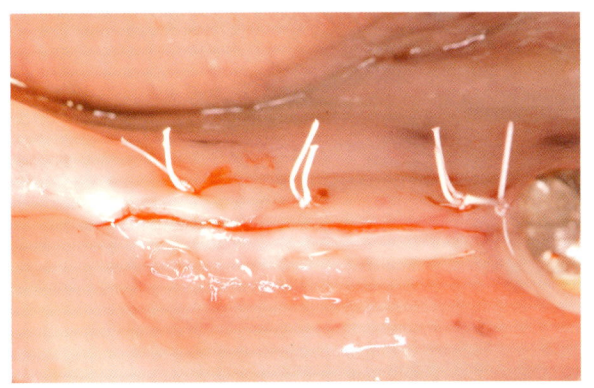

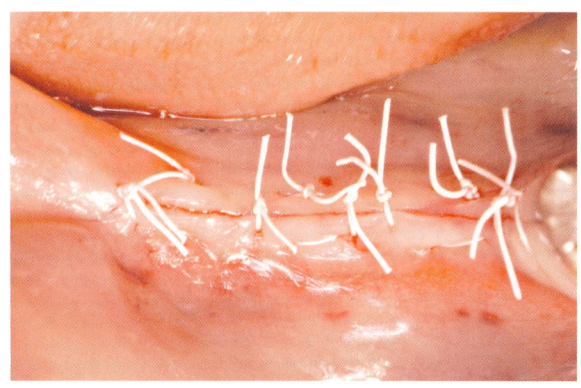

図8、9　エバーティング水平マットレス縫合とループ縫合の併用により、インプラント埋入部の創縁を立ち上げた状態で閉鎖

③ 交叉マットレス縫合（Cross Mattress Suture）

インバーティング水平マットレス縫合の応用で、創線上を2本の縫合糸がクロスして走行する（図10）。

交叉マットレス縫合の歯科領域の応用法としては、主に抜歯窩の閉鎖促進や、軟組織移植片の圧迫の2通りが考えられる。

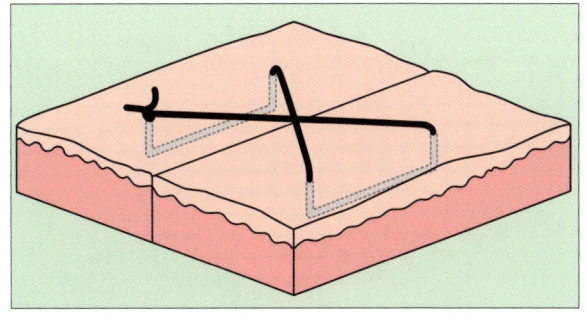

図10　交叉マットレス縫合。インバーティング水平マットレス縫合の応用法で、抜歯窩への縫合や、遊離歯肉移植片の固定などに用いられる

Ⅰ　単純縫合(Simple Suture)

1) 抜歯窩

抜歯後の創の閉鎖を早めるために周囲軟組織を引き寄せたり、また抜歯窩へ塡入したコラーゲン製材を保持する目的で行う（図11、12）。

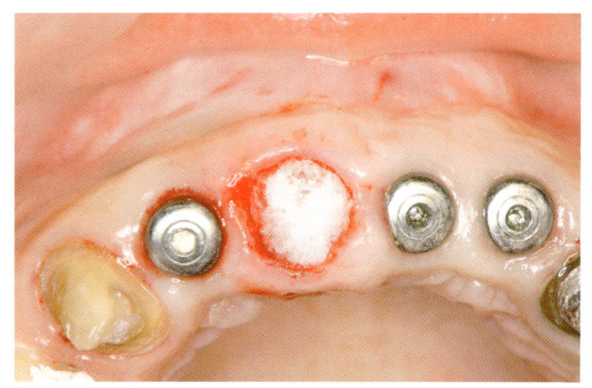

図11　1抜歯窩へコラーゲン製材を塡入

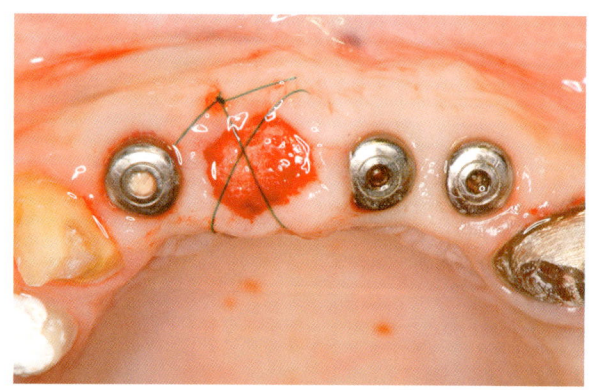

図12　交叉マットレス縫合で抜歯創縁を引き寄せる

2) 軟組織移植片の圧迫固定

遊離歯肉移植術の際、正しい位置で移植された移植片をさらに移植床に密着させる目的で行う（図13、14）。後述する骨膜縫合とのコンビネーションで用いられることが多い。

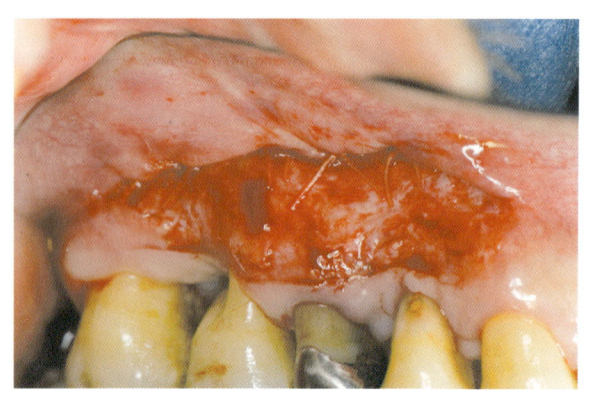

図13　上顎右側臼歯部に行った遊離歯肉移植術。移植床形成後の状態

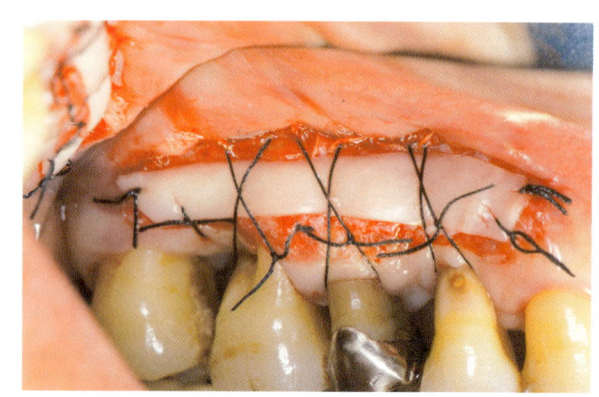

図14　移植片を交叉マットレス縫合で移植床に密着させている

④ 骨膜縫合（Periosteal Suture）

骨膜縫合は、フラップや軟組織移植片を移植床である骨膜（正確には骨膜とその表層の結合組織）上の任意の位置で固定、もしくは移植するために用いられる（図15～18）。

骨膜縫合は、マットレス縫合や後述の懸垂縫合、さらには連続縫合などと組み合わせることによって、種々の目的で歯周外科やインプラント外科手術に応用されている（下表）。

骨膜縫合の目的
1. 断続縫合によるフラップの固定
2. 懸垂縫合による歯肉弁根尖側移動術の際のフラップの位置の固定（連続縫合への応用可能）（図20）
3. 懸垂縫合による遊離軟組織移植片の固定（62ページ図13）
4. 交叉マットレス縫合による遊離軟組織移植片の移植床への圧迫（図14）

■ 骨膜縫合の手順

1. フラップを通して骨膜（移植床）まで刺入する（図15）

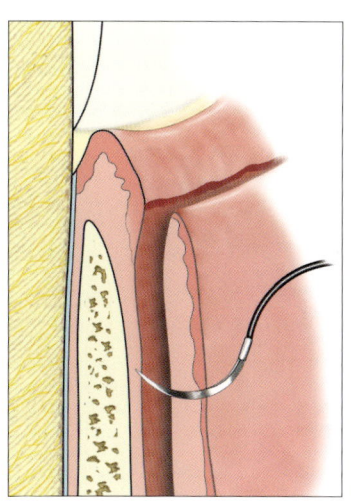

図15

2. 針尖が骨面に達すると同時に針を彎曲に沿って回転させ、できるだけ広く骨膜をとらえる（図16）

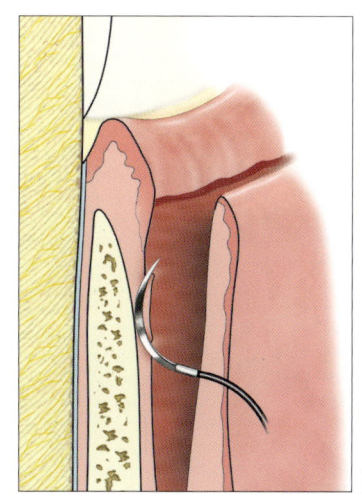

図16

3. 回転を継続し、針尖をフラップの外面にまで通過させる（図17）。このとき、フラップをティッシュプライヤーで押さえておくと、針尖がフラップ外面に穿通しやすい

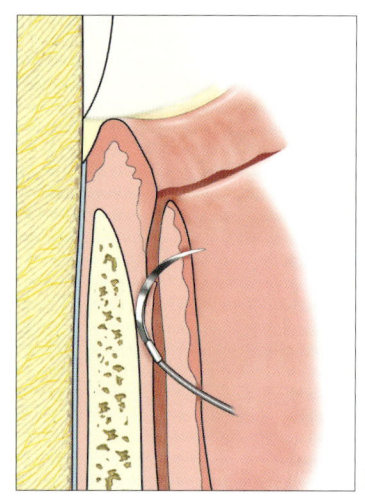

図17

4. 慎重に糸を骨膜下に通し、結紮する（図18）

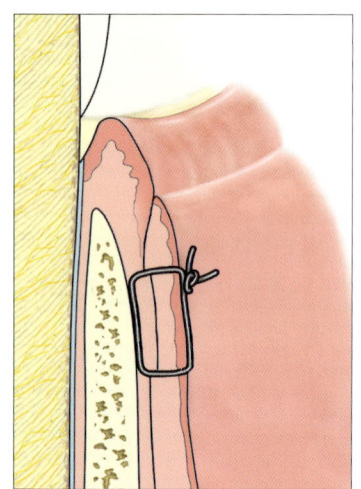

図18

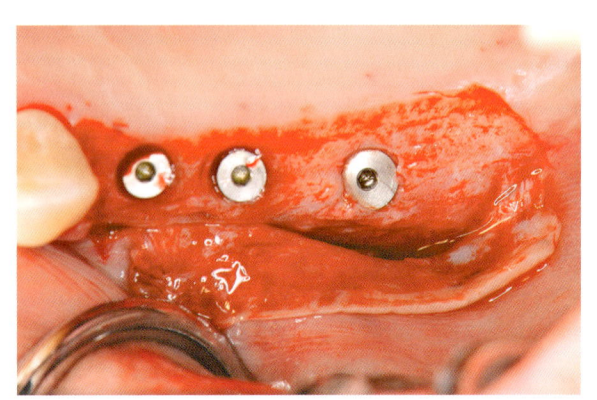

図19　インプラント2次手術時に行った部分層弁による歯肉弁根尖側移動術。部分層フラップを剥離した後、インプラントを露出させる

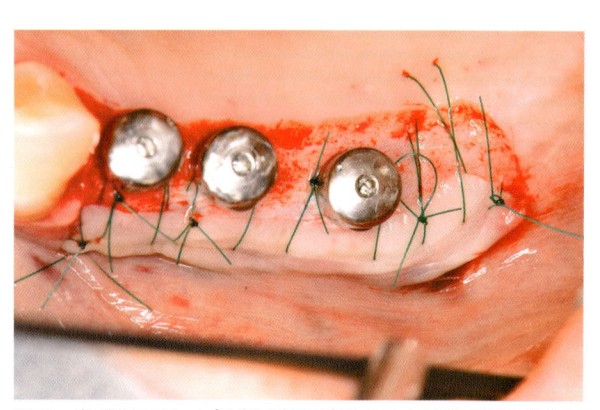

図20　部分層フラップを根尖側に移動させた状態で懸垂縫合により骨膜縫合

⑤ マットレス縫合と単純縫合のコンビネーション

　インプラント外科処置においては、創の裂開防止に優れるエバーティング水平マットレス縫合が行われる場合が多いが、この方法の注意点として、立ち上がった創辺縁部が互いに離開した場合には、ループ縫合を用いて創の辺縁を閉鎖させる必要がある（図21、22）。通常はマットレス縫合を4-0の縫合糸、そしてマットレス縫合の間に5-0の縫合糸でループ縫合を行う（図23、24）。また、モディファイドテクニックを用いることで、一連の縫合手技でほぼ同様の効果を得ることができる（図25、26）。

1. 創縁から3〜4mm離れた位置でエバーティング水平マットレス縫合を行う（図21）。このとき、頰舌側フラップが近遠心的にズレがないように合わせることが重要

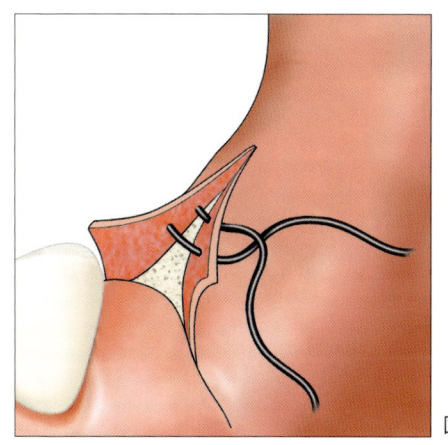

図21

2. マットレス縫合間で創縁部にループ縫合を加える（図22）

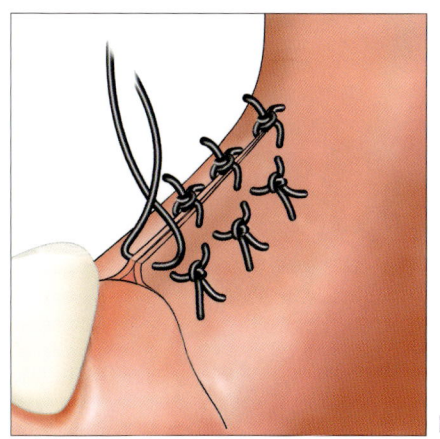

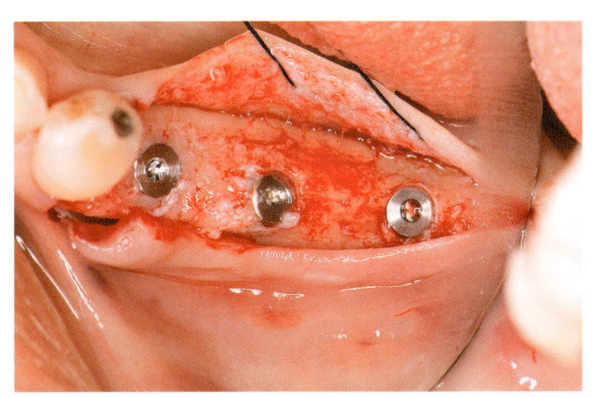

図22

図23　下顎臼歯部にインプラントを3本埋入

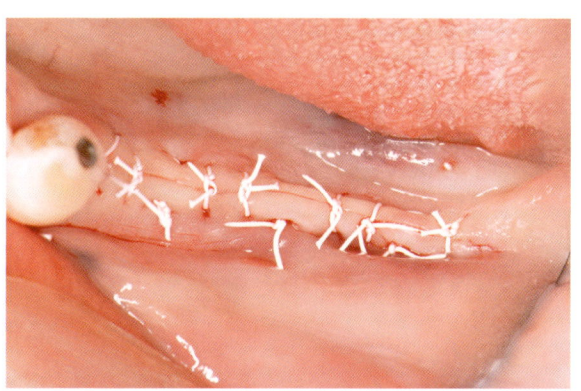

図24　エバーティング水平マットレス縫合とループ縫合を交互に行い創部を閉鎖

3. 前述のエバーティング水平マットレス縫合の要領で、頬側から針を通し、舌側を通って頬側へ針を戻す（図25）。このとき、舌側の縫合糸は強く締めずにループ状にたるませておく（矢印）

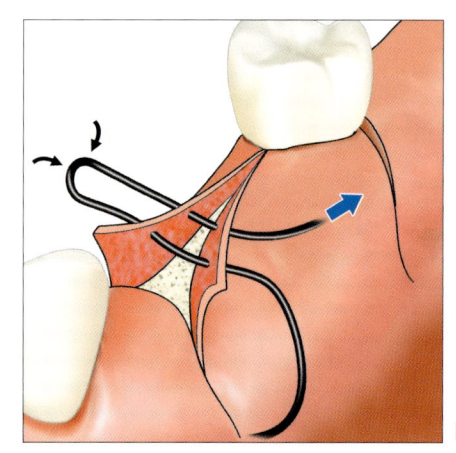

4. 針を舌側のループ内に通してから頬側へ戻して結紮する（図26）

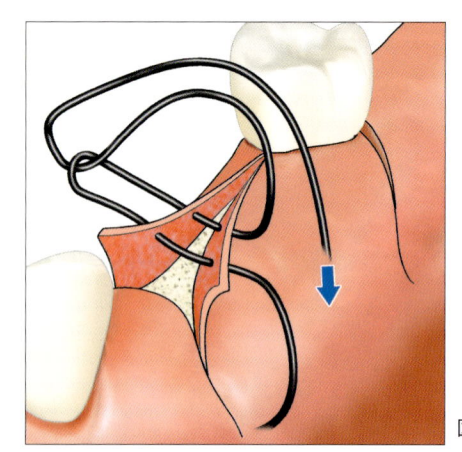

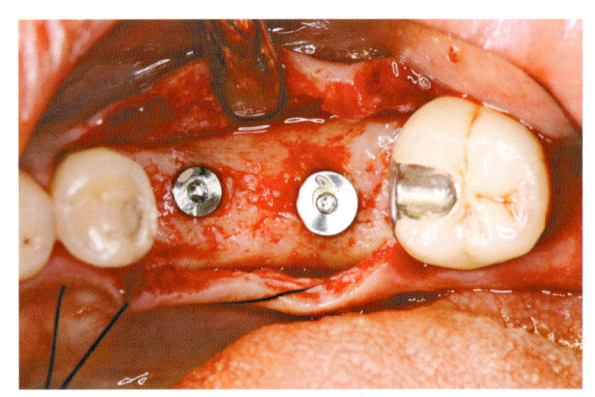

図27　下顎臼歯部にインプラントを2本埋入

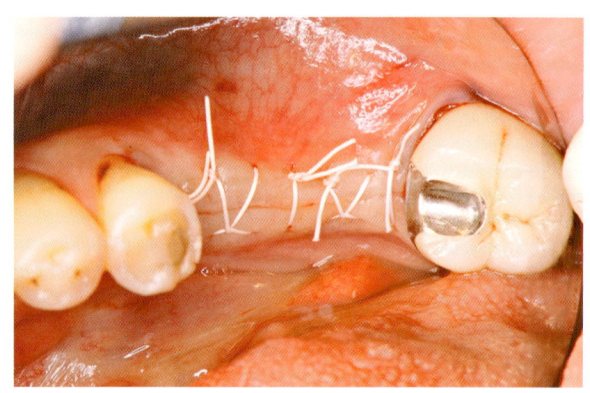

図28　モディファイドエバーティング水平マットレス縫合とループ縫合により創縁を確実に閉鎖

3. 懸垂縫合（Sling Suture）

　懸垂縫合は、歯列の片側のみのフラップを縫合する際に用いられる。同側の歯間乳頭を歯根やインプラントにアンカーさせた状態で、つり下げるように縫合することが特徴（図1～4）。この方法は、歯肉弁根尖側移動術の際に、骨膜縫合と併用することによって、任意の位置でフラップを縫合固定することが可能である（図5～10）。さらに、遊離軟組織移植の際の移植片を移植床に正確に位置づけて縫合固定したり（図11～14）、GTR膜の固定（図15～18）にも応用できるため、臨床上有用な縫合法である。

懸垂縫合（Sling Suture）
1. 歯列の片側のみのフラップの縫合に用いる
2. 骨膜縫合との併用で軟組織移植片の固定に用いる
3. 連続縫合に応用できる
4. GTR膜の固定に用いる

■ 懸垂縫合の手順

1. 近心の歯間乳頭外面から刺入（図1）

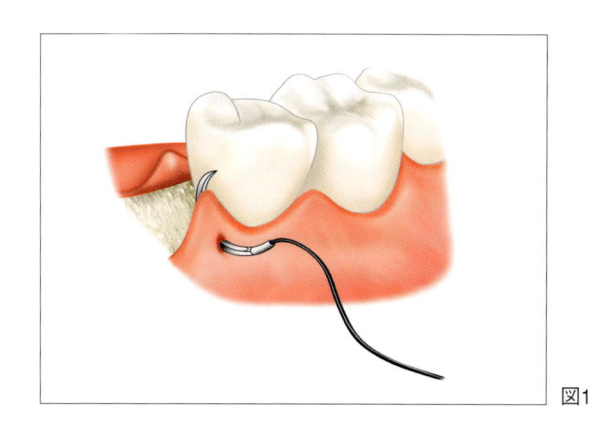

図1

2. 歯間部を通して針を遠心頬側へもってくる（図2）

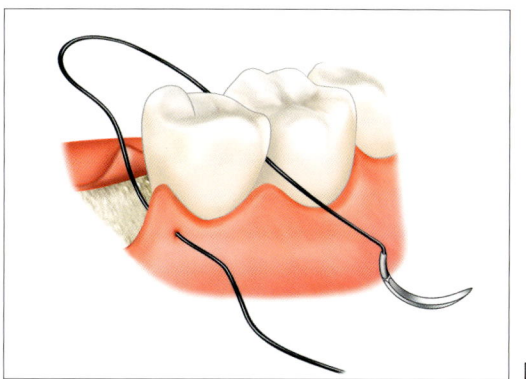

図2

3. 遠心の乳頭内面から刺入し、再び針を歯間部へ通し、近心に戻す（図3）

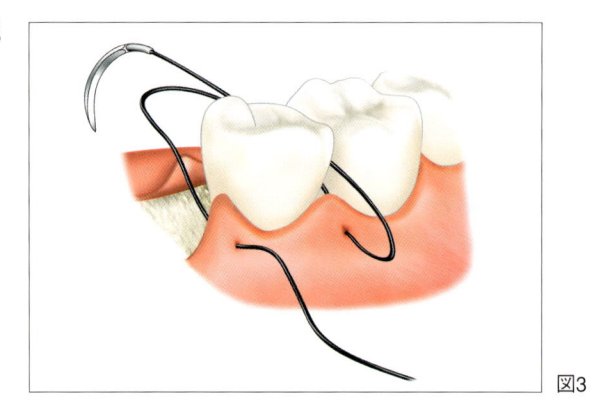

図3

4. 近心頬側部で結紮（図4）

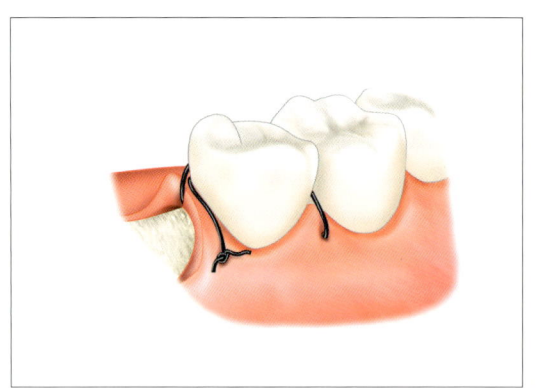

図4

■ 懸垂縫合と骨膜縫合の併用

　部分層フラップによる歯肉弁根尖側移動術は、歯周ポケットの除去と付着歯肉の獲得や増大が行えるフラップ手術であり、根尖側へ移動させたフラップの縫合に骨膜縫合と懸垂縫合を併用する。

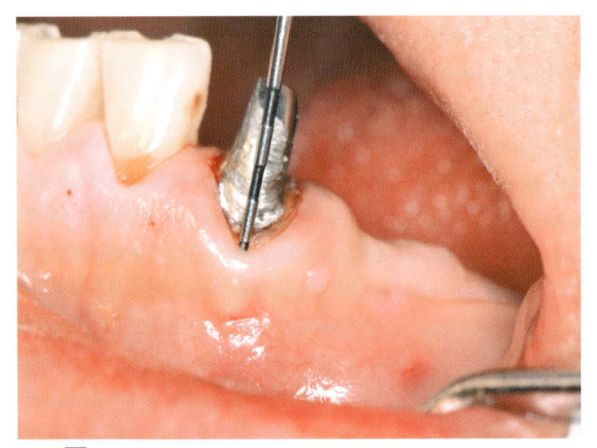

図5　3̄のポケット底部が歯肉歯槽粘膜境よりも根尖側に位置している

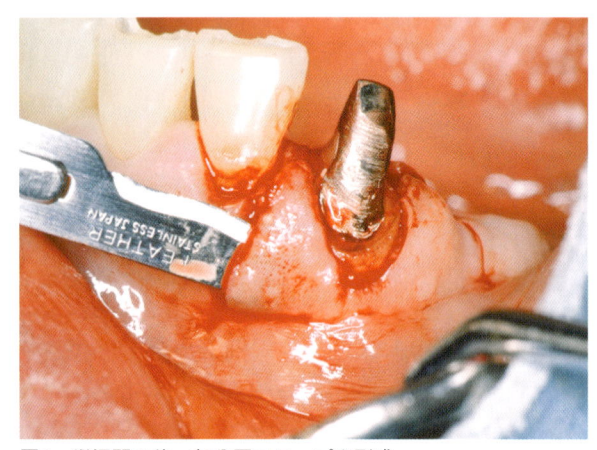

図6　縦切開の後、部分層フラップを形成

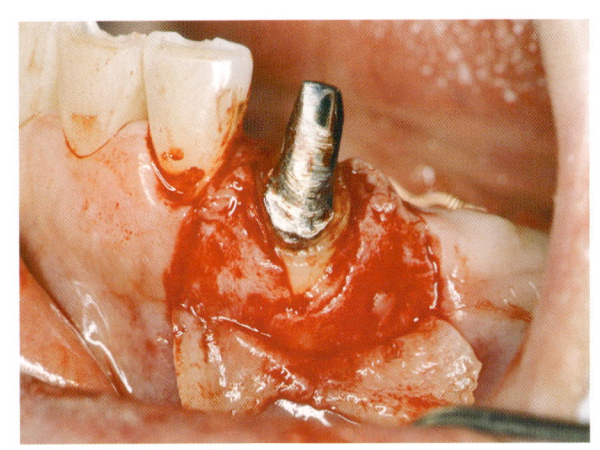

図7　部分層フラップ剥離

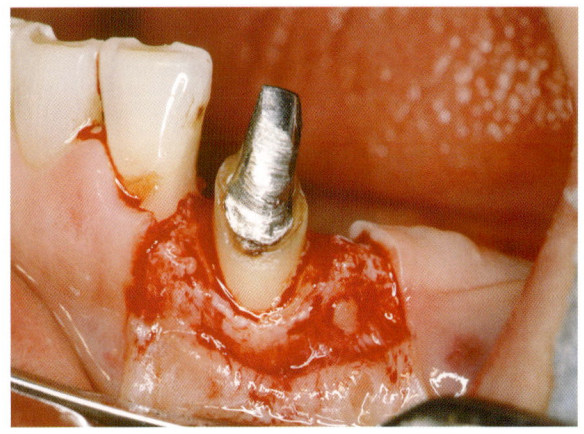

図8　ポケット壁の除去とルートプレーニング後の状態

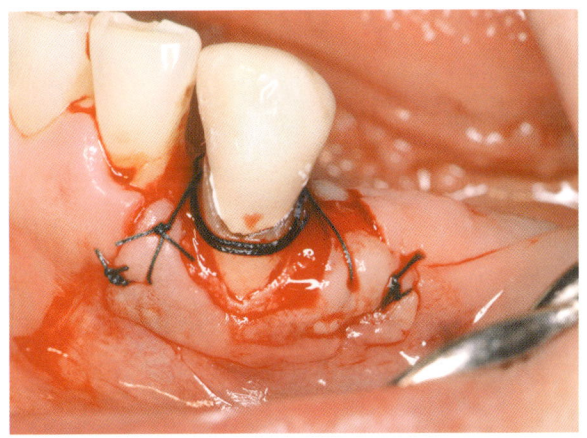

図9　フラップを根尖側に移動させた状態で、骨膜縫合による懸垂縫合を行う

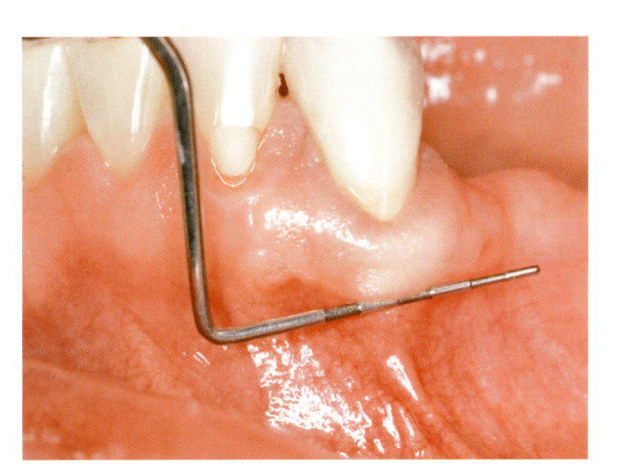

図10　3カ月後の状態

■ 懸垂縫合による軟組織移植片の固定

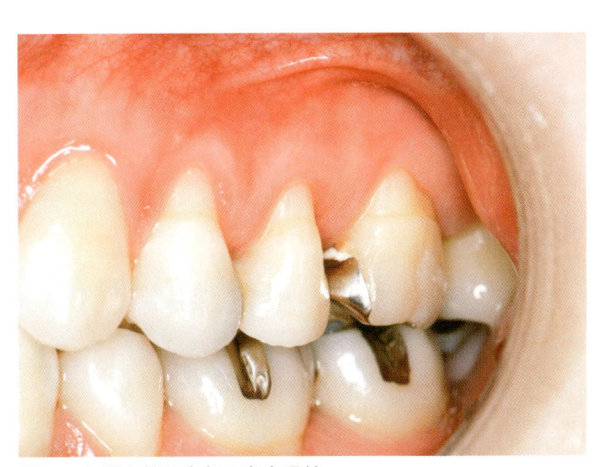

図11　上顎左側臼歯部の歯肉退縮

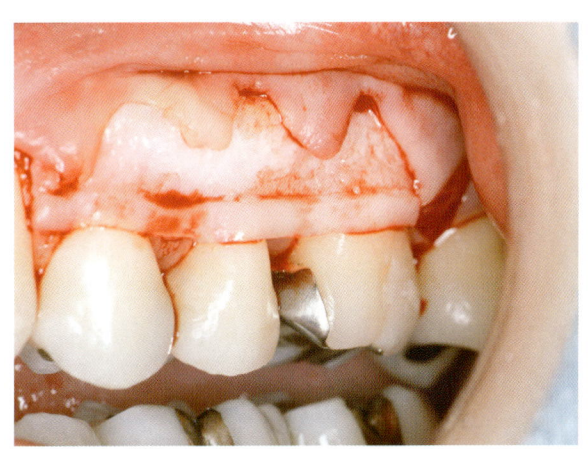

図12　根面被覆を行うため、結合組織移植片を採取し試適

I　単純縫合(Simple Suture)

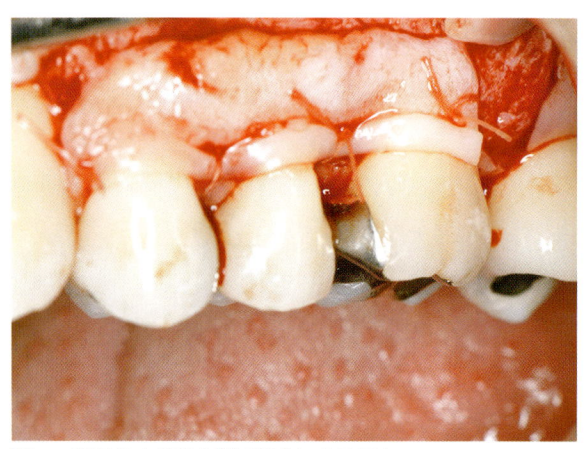

図13　移植片上端部を懸垂縫合により固定

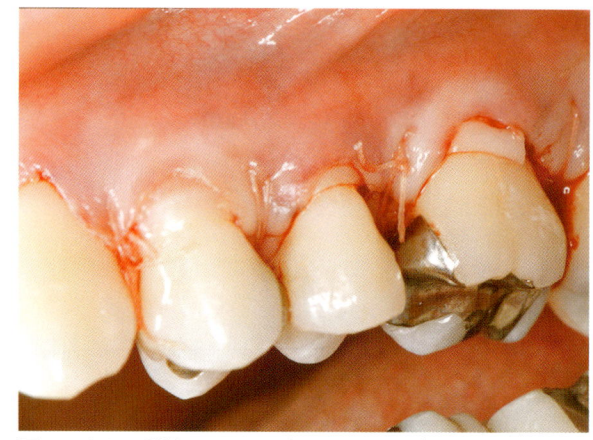

図14　さらに剥離しておいた部分層フラップを移植片上に懸垂縫合

■ 懸垂縫合によるGTR膜の固定

GTR膜を歯根周囲に確実に固定する方法として懸垂縫合が用いられる。

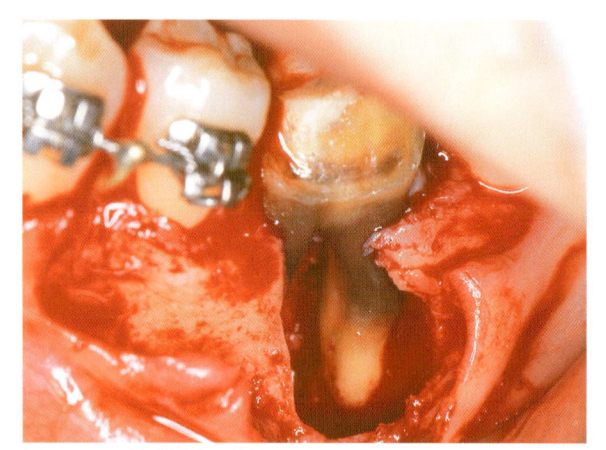

図15　GTR膜設置前の状態

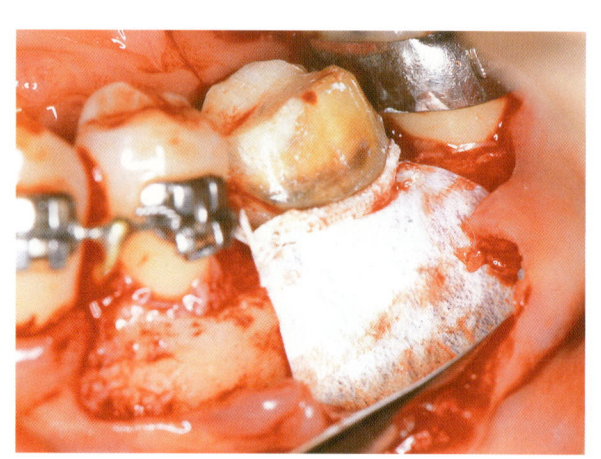

図16　懸垂縫合によるGTR膜の固定

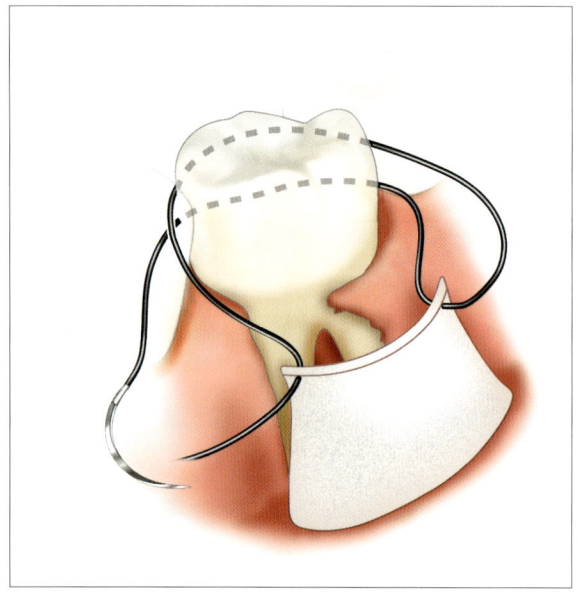

図17　懸垂縫合によるGTR膜の固定（模式図）

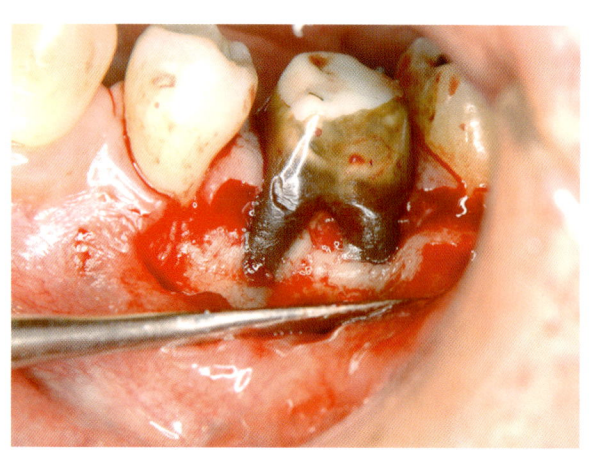

図18　術後1年6カ月時のリエントリー時の状態

4. 係留縫合（Anchor Suture）

　フラップ手術の際に、欠損部に面した隣接部へのウェッジ手術を行ったときに用いられる縫合。双方のフラップの閉鎖と同時に縫合糸を歯根にアンカーすることにより、フラップを歯根面に引き寄せ、密着させる効果がある。

　また、係留縫合の変法として、隣接面のフラップをあらかじめループ縫合で閉鎖し、その後に隣接歯根にアンカーするクローズドアンカー縫合がある（図2）。

係留縫合（Anchor Suture）
1. フラップ同士、および歯根との確実な閉鎖が可能
2. 骨移植材やGTR膜の被覆に効果的

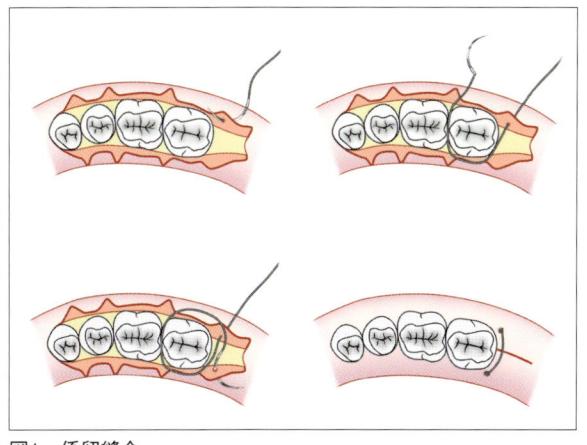

図1　係留縫合
歯に隣接する乳頭の隅角部に刺入し、歯の周囲にアンカーする。そして反対側の乳頭の内側から刺入し、結紮する

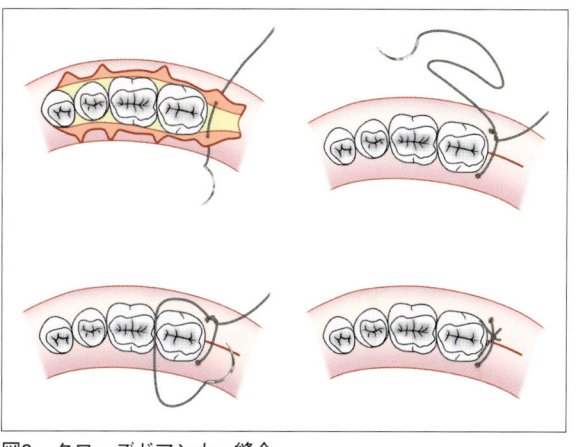

図2　クローズドアンカー縫合
歯の隣接部をループ縫合で閉鎖した後に、歯根へアンカーし結紮する

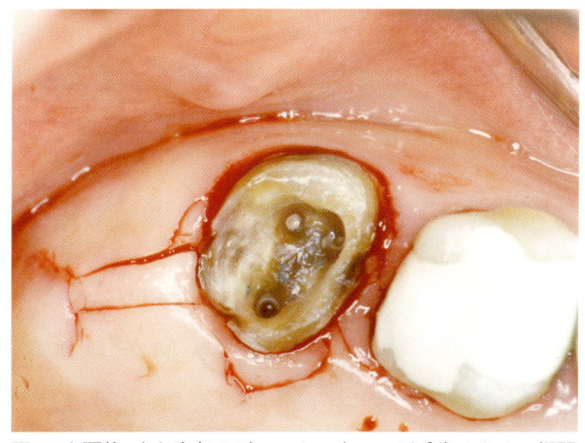

図3　上顎第2大臼歯部のディスタルウェッジ手術のための切開

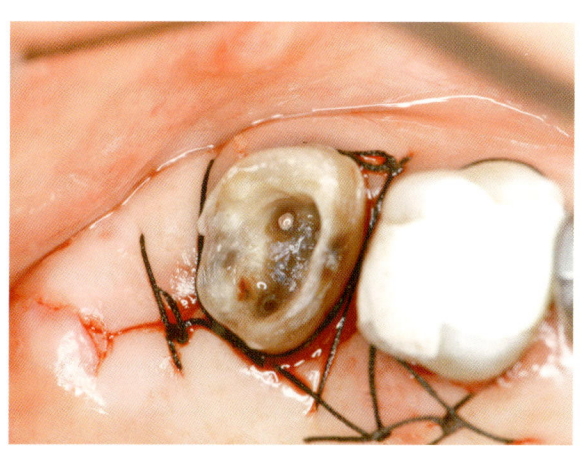

図4　ウェッジ部の縫合に係留縫合を用いた

II 連続縫合（Continuous Suture）

　連続した一連の操作で2歯以上の広範囲のフラップの縫合が可能で、縫合糸の節約や縫合操作時間の短縮ができる。フラップ手術やインプラント外科手術では、それぞれ異なる縫合手技が用いられる。

● 連続縫合の利点
- 長い創部の縫合操作が容易
- 何度も結紮しなくてよい
- 歯根を利用してフラップを固定できる
- 短時間で縫合操作ができる

● 連続縫合の欠点
- 途中で糸が緩むと全体の縫合張力が低下
- 1カ所で糸が切れると全体が緩む
- 縫合手技が複雑
- 抜歯操作が難しい（糸の切断個所が分かりにくい）

主な連続縫合の種類

1. 連続独立懸垂縫合（Continuous Independent Sling Suture）
2. 連続ロック縫合（Continuous Locking Suture）

1. 連続独立懸垂縫合（Continuous Independent Sling Suture）

　多数歯におよぶフラップ手術時において頬側および舌側のフラップを閉鎖する際に用いられる。特に双方のフラップを互いに引き合うことなく根面に密着させることが可能であるため、頬側もしくは舌側の片側のフラップのみの縫合や、上顎など双方のフラップの組織的強度の異なる場合などに有効である。

連続独立懸垂縫合（Continuous Independent Sling Suture）
1. 頬側、あるいは舌側フラップに3つ以上の歯間乳頭が含まれる場合に使用される
2. 通常はフラップ手術に用いられる
3. 双方のフラップを互いに引き寄せずに縫合できる
4. アンカーとなる歯やインプラントが必要
5. 必要に応じてマットレス縫合を併用できる

■ 連続独立懸垂縫合の縫合手順
①頬側フラップへの刺入

1. 頬側フラップの近心側乳頭外面から刺入を始める（図1）

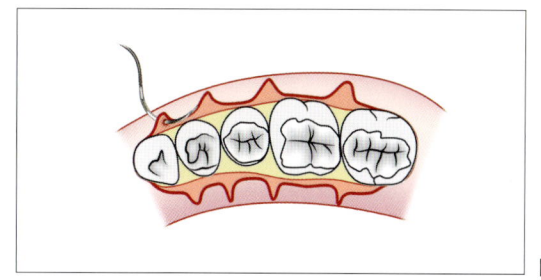

図1

2. 懸垂縫合の要領で頬側フラップの歯間乳頭部を遠心側へ縫合していく（図2、3）

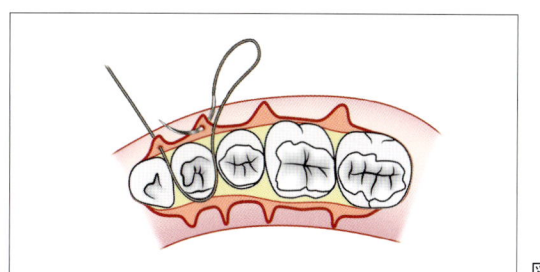

図2

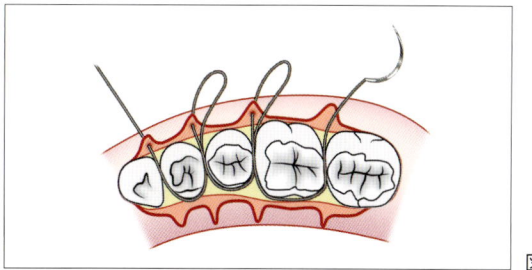

図3

3. 最遠心の乳頭への刺入後、舌（口蓋）側フラップの縫合に移るが、その前に最後方歯に糸をアンカーさせ、頬側と舌側とでフラップが引き合わないようにする（図4、5）

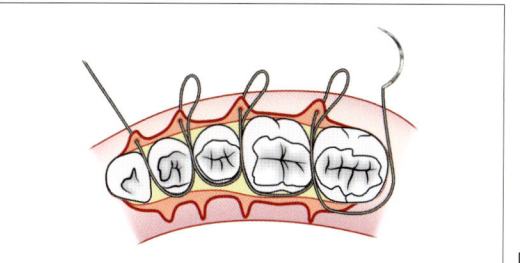

図4

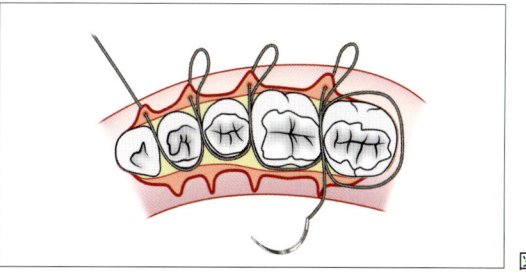

図5

②舌（口蓋）側フラップへの刺入と結紮

1. 舌側フラップの遠心側乳頭外面から刺入（図6）

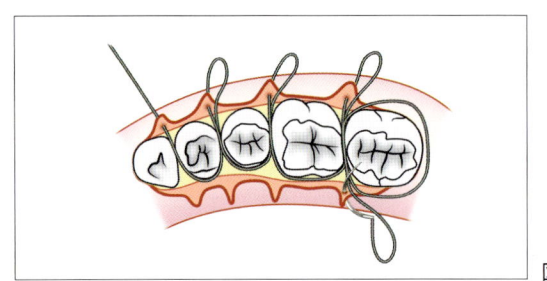

図6

2. 頬側と同様に懸垂縫合の要領で舌側フラップを近心側へ縫合していき、舌側の最近心側乳頭に刺入した後、結紮を行う（図7、8）

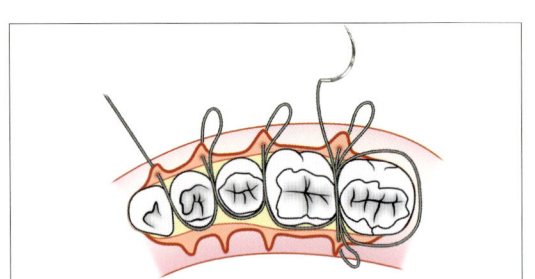

図7

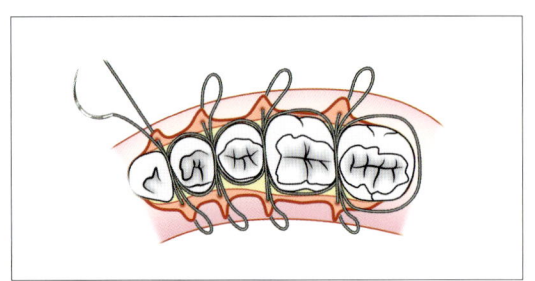

図8

3. 結紮する前に糸を最近心の歯とアンカーさせ、頬・舌側のフラップを引き合わない状態にしてから結紮する（図9、10）

※上顎のフラップ手術で口蓋側フラップが厚い場合には、歯間乳頭への刺入法はループ縫合ではなく、マットレス縫合を用いることもできる
※結紮後、歯根にアンカーした縫合糸が歯肉縁下に入り込んでいる場合には、プローブなどで縁上に持ち上げておく

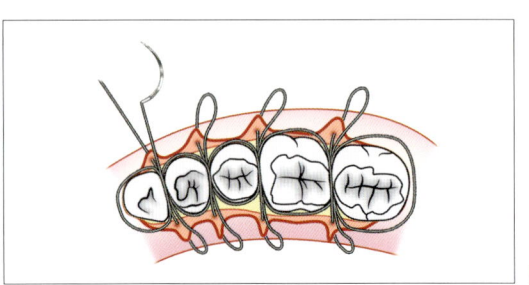

図9

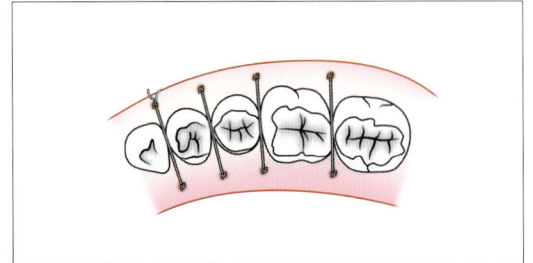

図10

■ 連続独立懸垂縫合の例

● 唇・舌側ともにループ縫合を使用

連続独立懸垂縫合の一例。唇・舌側のフラップが確実に根面や骨面に密着できている（図11、12）。

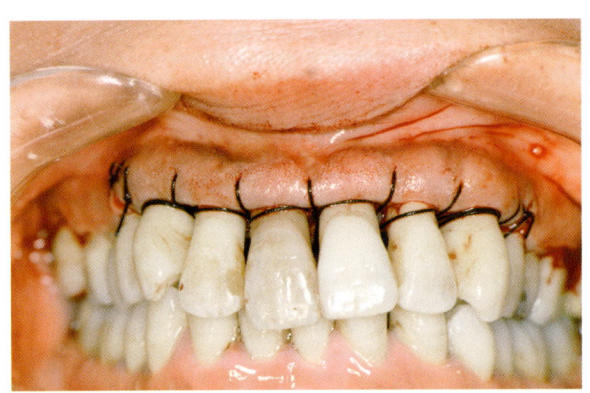

図11　モディファイドウィドマンフラップ手術後の縫合。唇側面観

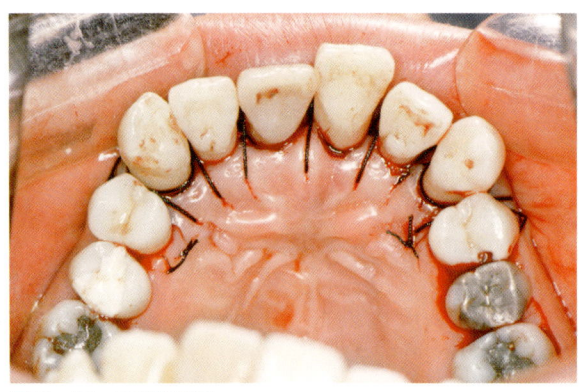

図12　同、口蓋側面観

● 頬側はループ縫合、口蓋側はインバーティング垂直マットレス縫合を使用

連続独立懸垂縫合の一例。頬側のフラップは縫合糸を歯根にアンカーすることで根尖側に移動させている（図13）。また、口蓋側フラップは組織強度が高く、比較的強い縫合張力を必要としたため、インバーティング垂直マットレス縫合を用いている（図14）。

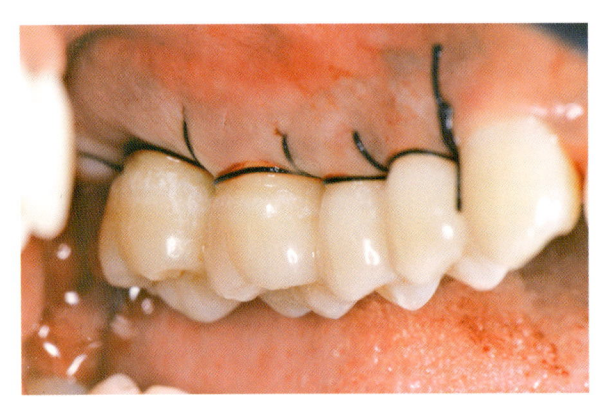

図13　フラップ手術後の縫合の頬側面観。ループ縫合を使用

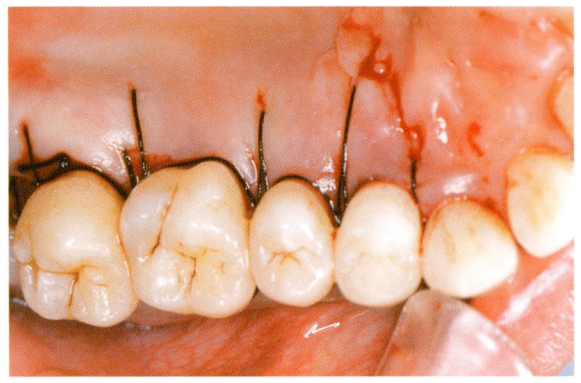

図14　同、口蓋側面観。インバーティング垂直マットレス縫合を使用

2. 連続ロック縫合（Continuous Locking Suture）

インプラント外科手術などの広範な歯の欠損部に対する縫合に用いられる。歯をアンカーに用いることができないため、縫合糸自体にアンカーさせていることが特徴。

連続ロック縫合（Continuous Locking Suture）
1. 長い欠損部、結節部、および臼歯部で使用される
2. インプラント外科手術に応用可能
3. フラップを骨面に圧接した状態で縫合できる
4. アンカーを必要とせず、双方のフラップを引っ張り合って縫合するため、厚みや硬さが同等のフラップの縫合に適している

■ 連続ロック縫合の手順

この縫合が最も多用される。インプラント埋入手術後の縫合を例で示す。

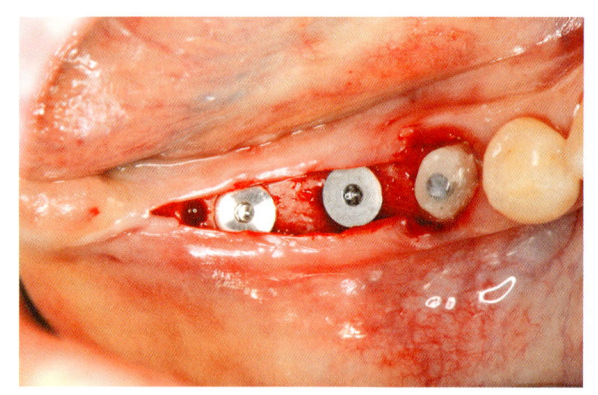

図1　歯槽頂切開による下顎右側臼歯部インプラント埋入後の状態

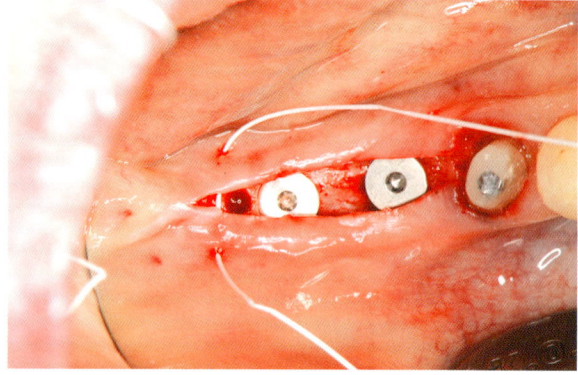

図2　頬側フラップの最遠心頬側から刺入し舌側のフラップ内面をとらえる

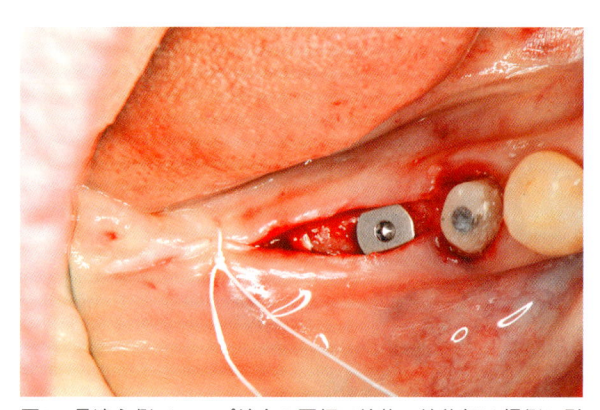

図3　最遠心側でループ縫合の要領で結紮。結紮部は頬側に引き寄せておく

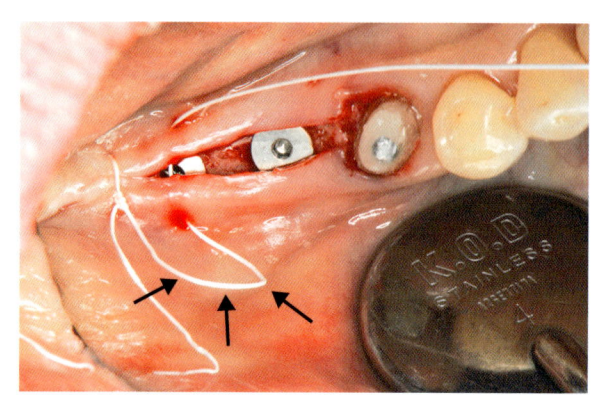

図4　続けて前方に縫合を進める。必ず頬側粘膜外面から舌側粘膜内面へ刺入する。このとき、頬側に縫合糸のループを残しておく

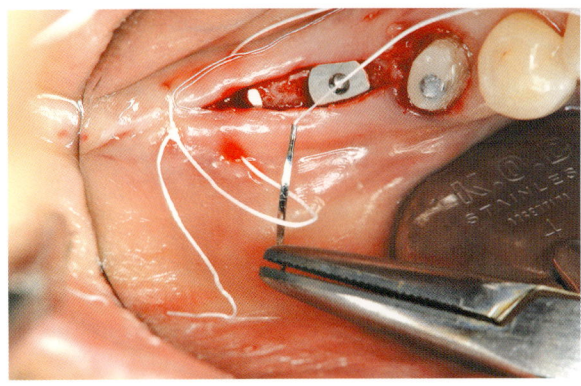

図5 舌側フラップに出てきた針はループの内側をくぐらせることによってロックされる

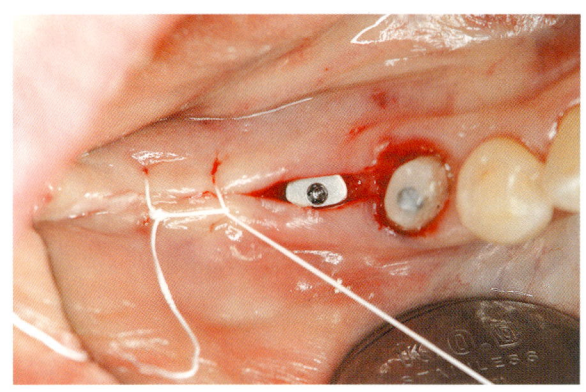

図6 ロックは張力をかけながら頬側に引き寄せておく

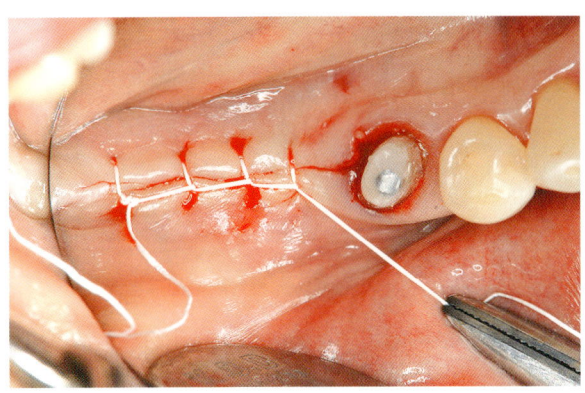

図7 同じ操作を前方へ繰り返す

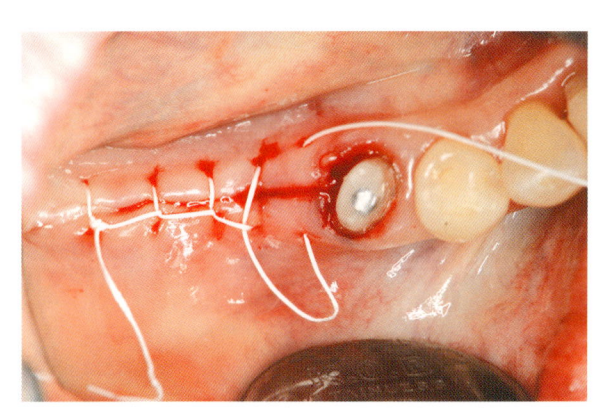

図8 縫合糸がロックされた状態で、最近心部まで刺入する

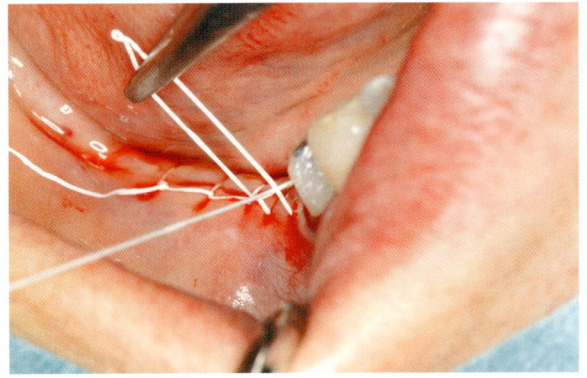

図9、10 最後のループを1本の糸にみなして最近心部で結紮する

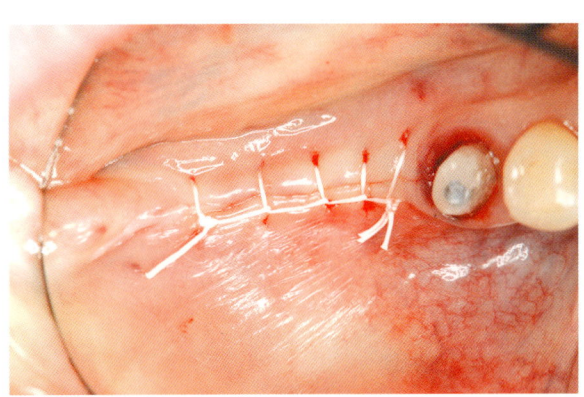

図11 縫合後の状態

69　Ⅱ 連続縫合(Continuous Suture)

III 特殊な縫合法

特殊な縫合法

1. 歯間乳頭保存法
   Papilla Preservation Technique（PPT）のための縫合
2. 遊離歯肉移植のための縫合
3. 上皮下結合組織移植に用いる引き込み縫合
4. 口蓋部ドナートラップの縫合

1. 歯間乳頭保存法（PPT）

　通常のフラップ手術では歯間乳頭部を頬舌的に分断してしまうため、術後に歯間乳頭の退縮や喪失が生じる場合が多い。そこで審美領域や再生療法を併用した場合では乳頭の保存ができ、フラップと歯根とが密着できる歯間乳頭保存法（PPT）が用いられる。

■ 歯間乳頭保存型フラップ　（Papilla Preservation Flap ［PPF］）

- Papilla Preservation Flap（PPF）（Takei 1985）
- フラップを歯間部で頬舌的に分離しないため、歯間部歯肉の退縮が少ない
- 骨移植との併用に有効
- フラップの形成、剥離が難しい

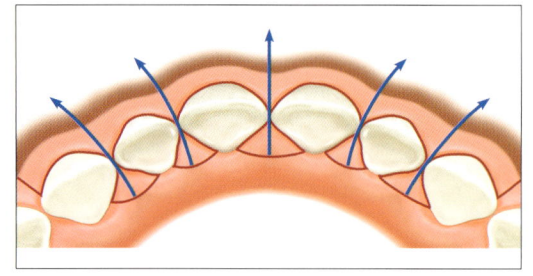

図1　対象となる歯の周囲の歯肉溝内切開と舌側もしくは頬側への歯の隅角部への水平切開により、歯間乳頭を保存することができる

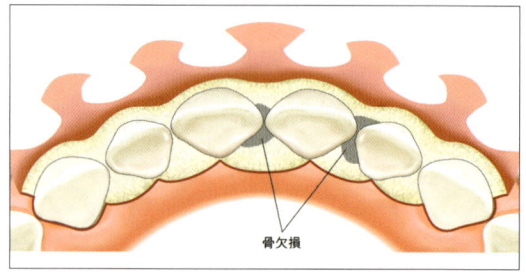

図2　歯間乳頭を含んだフラップは歯間部を通して反対側へ翻転される。フラップ復位後は乳頭の喪失が生じない。また、隣接部の骨欠損に対する再生療法を行う場合にもフラップと歯根との適合が非常に良好なため、効果的である

■ GTR法との併用

歯間乳頭保存法を用いることにより、膜の露出が生じやすい歯間部へのGTR膜の適用症例でも、GTR膜の露出を防止できる。

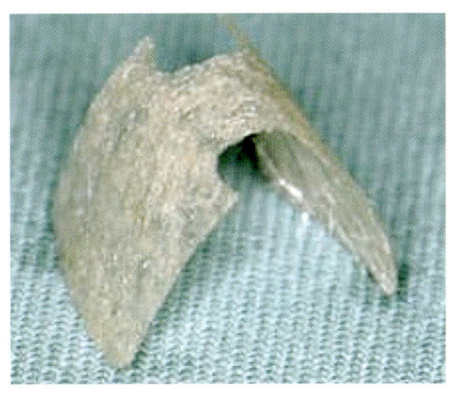

図3　3̄近心側の垂直性骨欠損

図4　生体吸収性膜

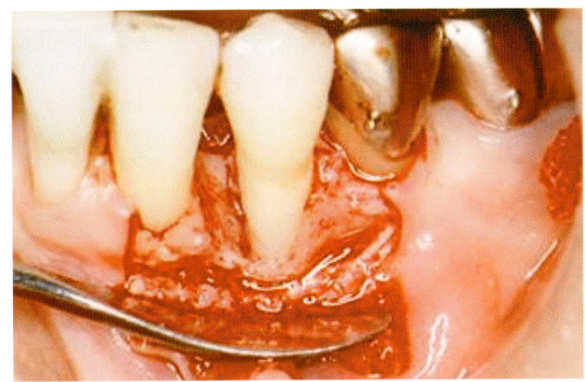

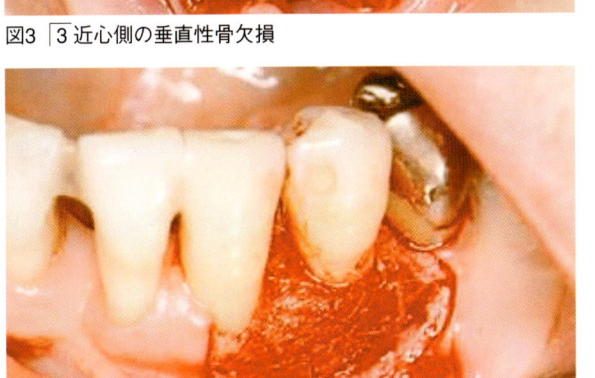

図5　GTR膜を縫合固定

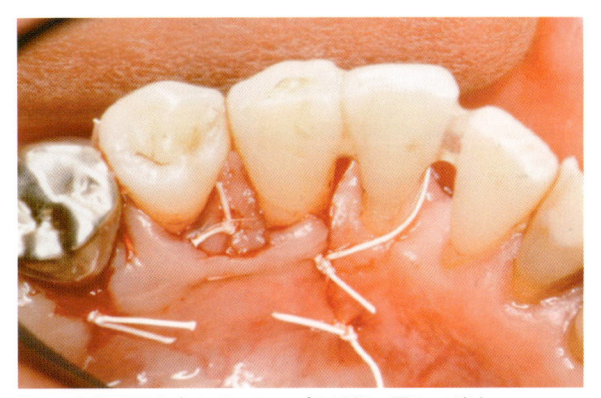

図6　歯間乳頭を含んだフラップを舌側へ戻して縫合

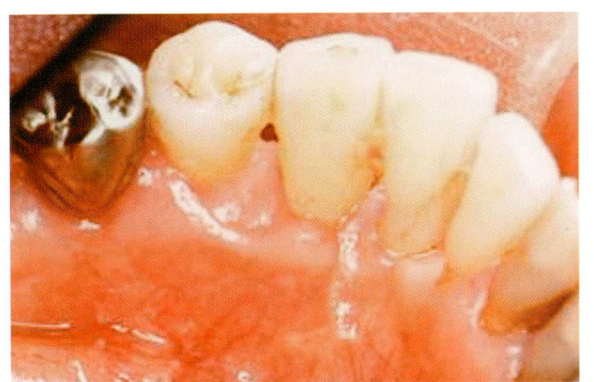

図7　術後2週目。膜の露出は生じていない

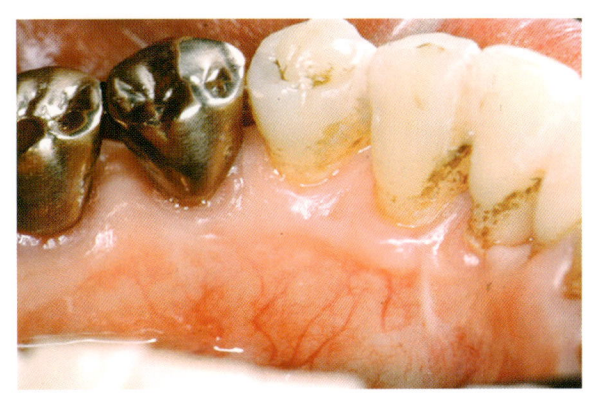

図8　術後12カ月。歯間部は正常に治癒している

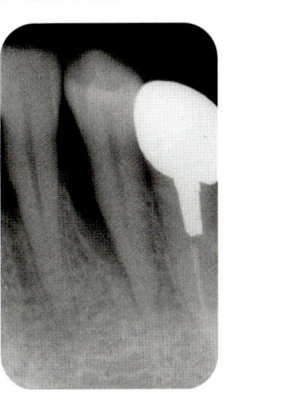

図9　術前のX線写真

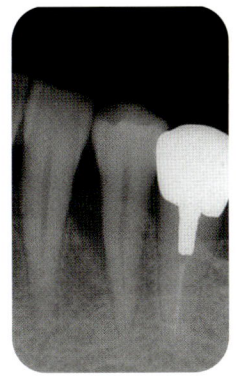

図10　術後4カ月

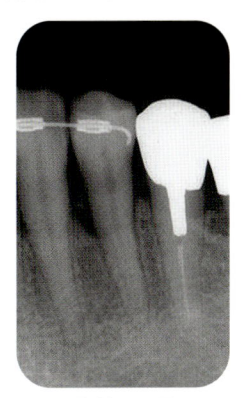

図11　術後18カ月

■ 種々の歯間乳頭保存法

● 歯間乳頭保存法の分類

- Papilla Preservation Technique（PPT）
  再生療法や審美性を考慮した歯周外科を行ううえで重要な歯間部軟組織の保存が可能
- Modified Papilla Preservation Technique（Cortellini, 1995）
  歯間の幅が広い症例（2 mm以上）に適応。主に前歯部
- Simplified Papilla Preservation Technique（Cortellini, 1999）
  歯間の幅が狭い症例（2 mm以下）に適応。臼歯部にも適応

　歯周組織再生療法における歯間部軟組織の裂開や歯間乳頭の保存を行う目的でいくつかの歯間乳頭保存法が考案されている。modified PPTは主に審美領域における再生療法を目的としており、歯間距離が2mm以上存在する場合に適用される（図12）。歯根の唇側隅角部への水平切開と歯根周囲への歯肉溝内切開でフラップが形成される。歯間部骨頂をアンカーとしてフラップを歯冠側に引き上げるholding sutureと水平切開部に行うclosing sutureを組み合わせて縫合される（図21、22）。

　simplified PPTはmodified PPTの変法で歯間距離が2mm以下と狭い部位で用いられる。歯根の唇側隅角部から隣在歯のコンタクト直下への水平切開と歯肉溝内切開でフラップが形成される（図12）。

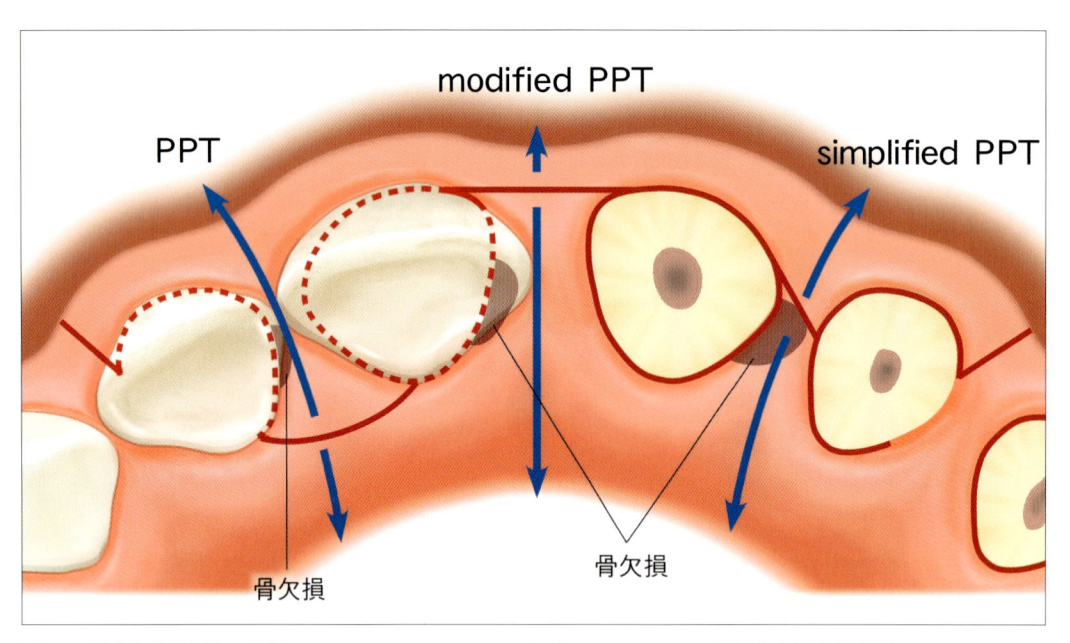

図12　歯間乳頭保存法の分類。PPT、modified PPT、およびsimplified PPTの切開線を示す模式図

■ Modified Papilla Preservation Technique

　modified PPTは審美領域における再生療法に用いることができる。以下の症例はエナメルマトリックスタンパク質を用いた歯周組織再生療法にmodified PPTを用いた例である。

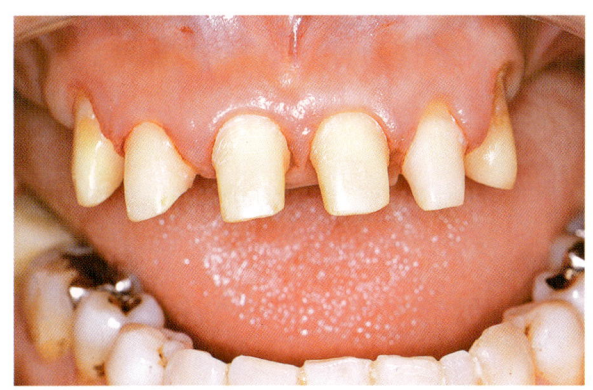

図13　術前の上顎前歯部

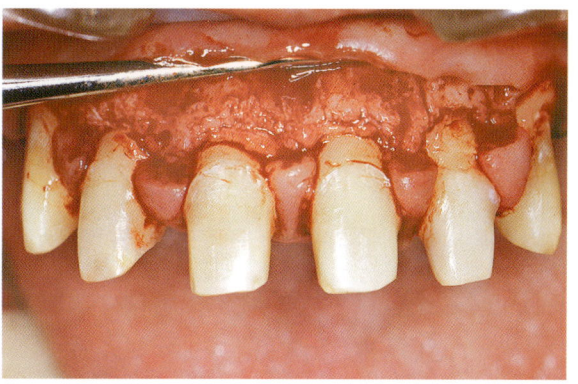

図14　唇側隅角部を結ぶ水平切開と歯肉溝内切開の後、唇側フラップを剝離する

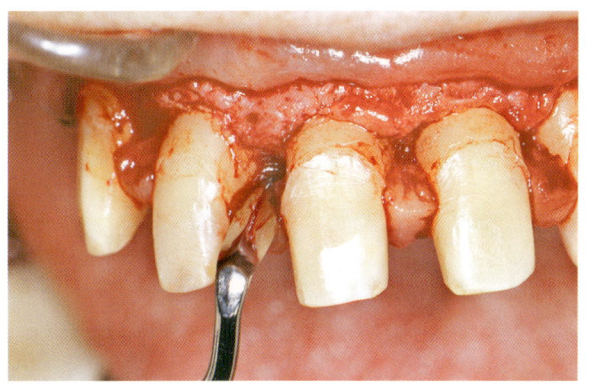

図15　歯間乳頭に侵襲を与えないよう注意しながら、歯間乳頭を含んだ口蓋側フラップを剝離

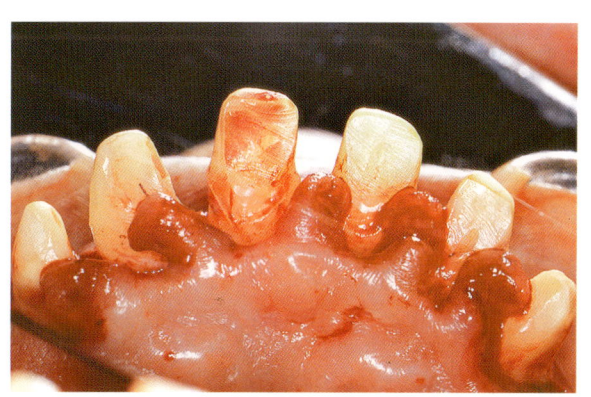

図16　歯間乳頭と一体となった口蓋側フラップを剝離

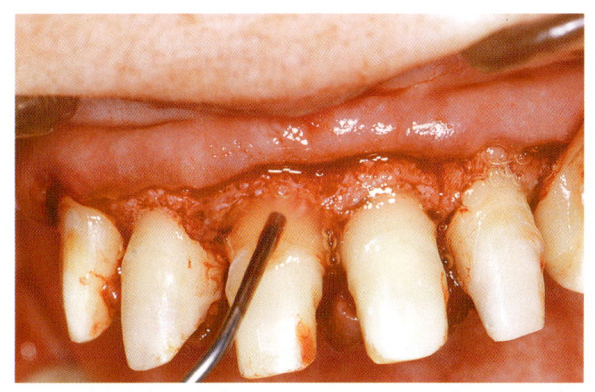

図17　骨欠損部のデブライドメントとルートプレーニングの後、エムドゲイン®ゲルを塗布する

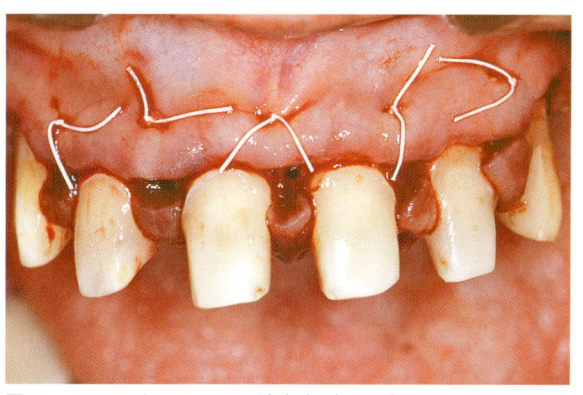

図18　4-0のゴアテックス縫合糸（CV-5）を用いたholding suture（図21）

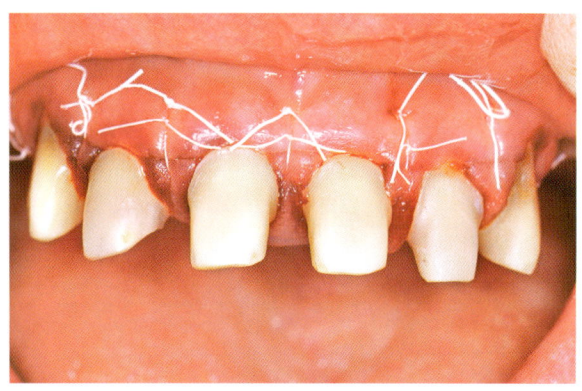

図19　5-0のゴアテックス縫合糸（CV-6）を用いた歯間部水平切開のclosing suture（図22）

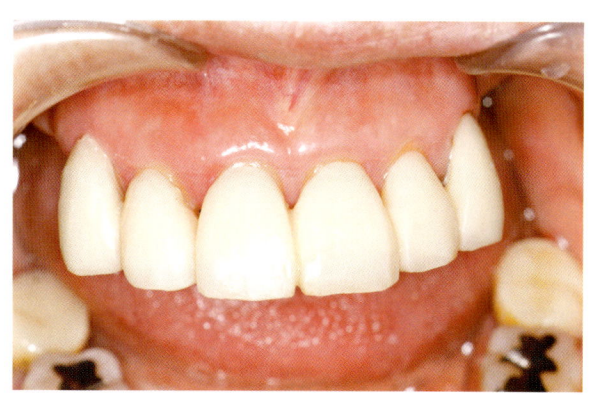

図20　術後6週目の状態。やや瘢痕は残るが歯間乳頭の退縮は認められない

● modified PPTの縫合

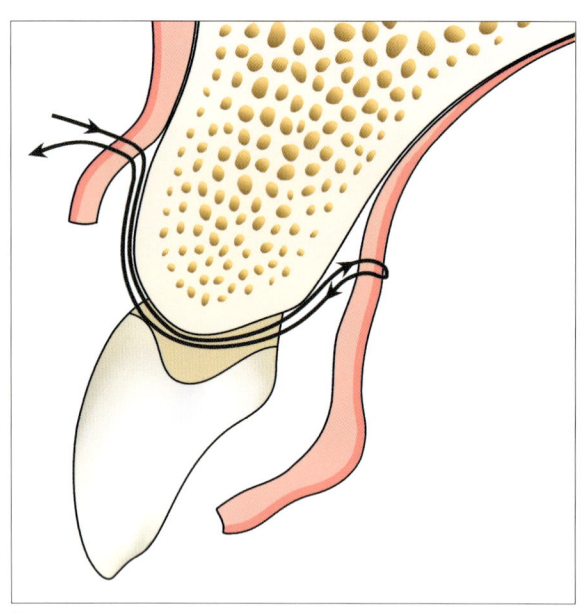

図21　holding suture
唇側フラップの基底部寄りの位置から刺入し、口蓋側フラップの基底部内面へ刺入。そのままマットレス縫合により再び口蓋側外面から唇側フラップ内面へ刺入し、唇側で結紮。このときフラップ全体が歯間部骨頂をアンカーにして歯冠方向へ引き上げられた状態になる

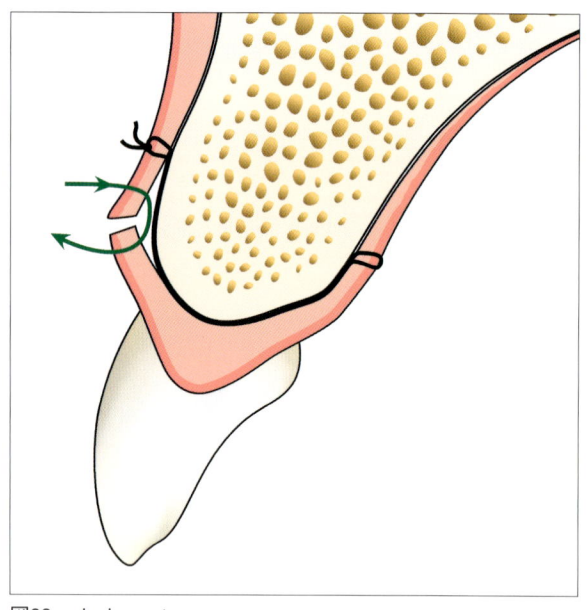

図22　closing suture
唇側の水平切開部をループ縫合で閉鎖する。このとき切開部は前に行ったholding sutureによりテンションフリーの状態で縫合することが可能となっている

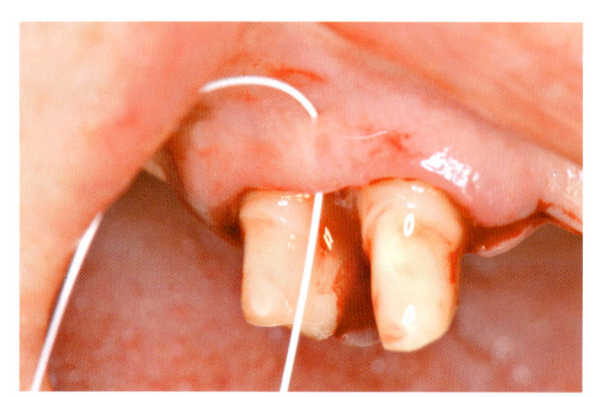

図23　modified PPTを用いたフラップ手術（エムドゲイン®ゲル使用）における縫合。頰側外面から4-0のゴアテックス縫合糸（CV-5）を刺入

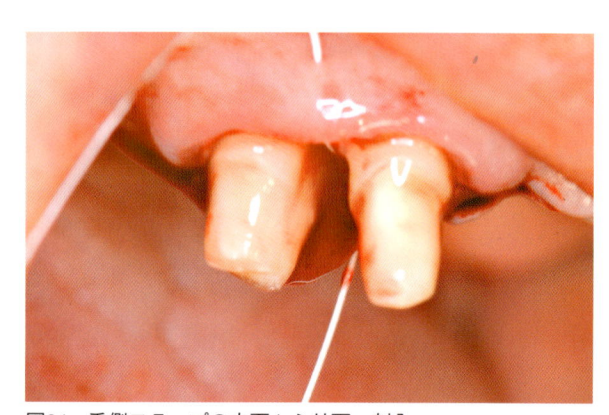

図24　舌側フラップの内面から外面へ刺入

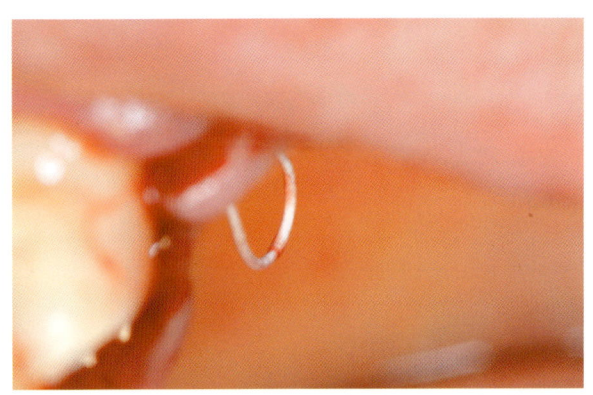

図25 マットレス縫合の要領で、再度舌側フラップの外面から刺入

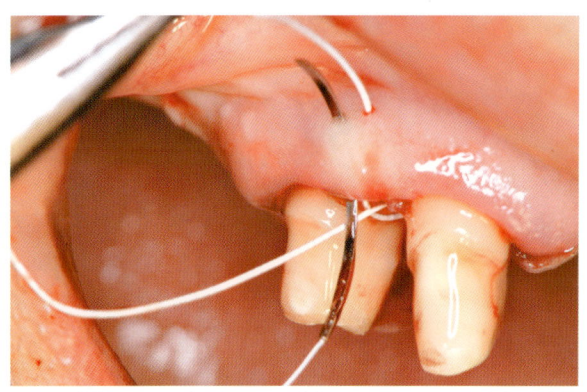

図26 頬側フラップの内面から刺入し、マットレス縫合の要領でフラップ外面に糸を通す

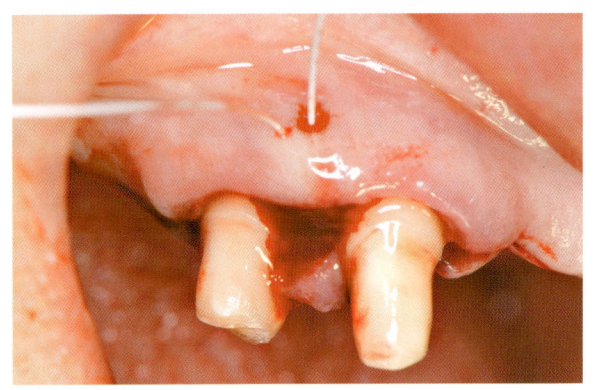

図27 頬側フラップでは水平マットレス縫合となっている

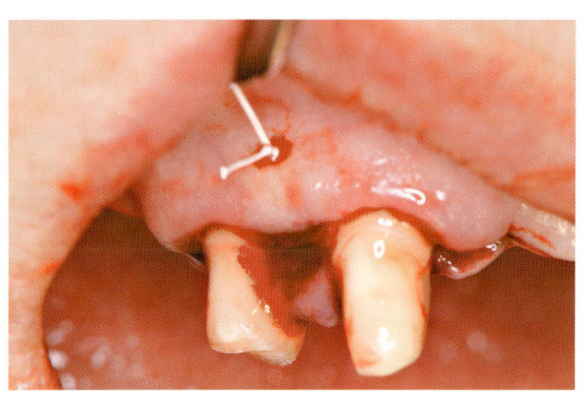

図28 フラップの骨頂をアンカーとして歯冠側へ引き上げられた状態で結紮（holding suture、図21）

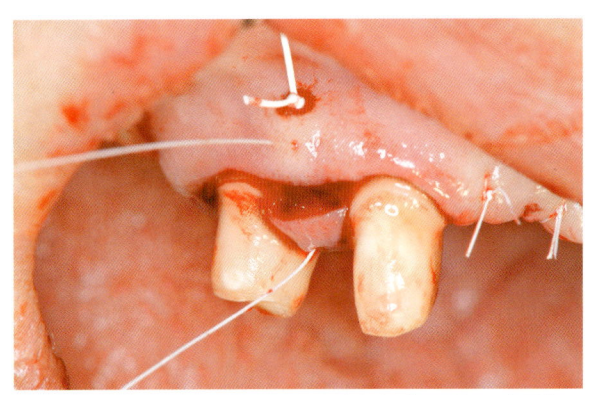

図29 ついで、5-0のゴアテックス縫合糸（CV-6）で歯間部の水平切開部へのループ縫合を行う。結紮は縫合張力を過度に加えないように注意する（closing suture、図22）

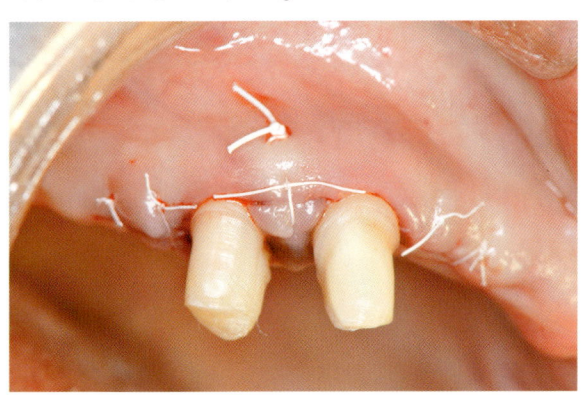

図30、31 縫合の完了した頬側および咬合面観

75　Ⅲ 特殊な縫合法

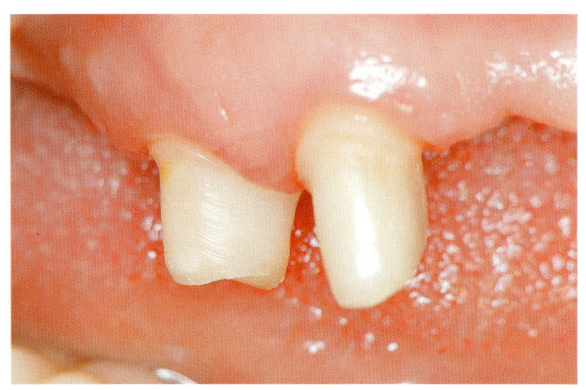

図32 術後3週目の状態。創の裂開はなく、切開部は完全に癒合している

2. 遊離歯肉移植のための縫合

　歯科領域における遊離軟組織移植は遊離歯肉移植術（free gingival graft［FGG］）と上皮下（歯肉）結合組織移植術（subepithelial connective tissue graft［SCTG］）に大別される。一般にFGGは付着歯肉の増大や獲得、SCTGは審美性を向上させるための歯肉増大や根面被覆に用いられる。

　軟組織移植術成功のポイントは移植片への血液供給であり、これには、移植床への移植片の密着が確実にできるような縫合法を用いることが重要である。

　FGGによる付着歯肉の獲得では、同時に口腔前庭の拡張、小帯や筋の不着異常の改善が行われることが多い。

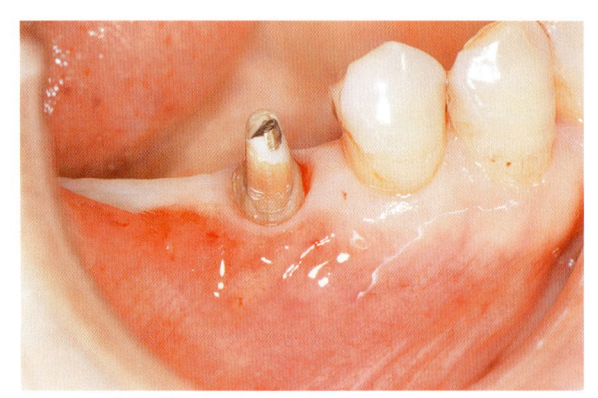

図1　下顎右側インプラント2次手術前の状態。欠損部ならびに前方の天然歯を含んだ領域の口腔前庭は浅く、付着歯肉の喪失が認められる

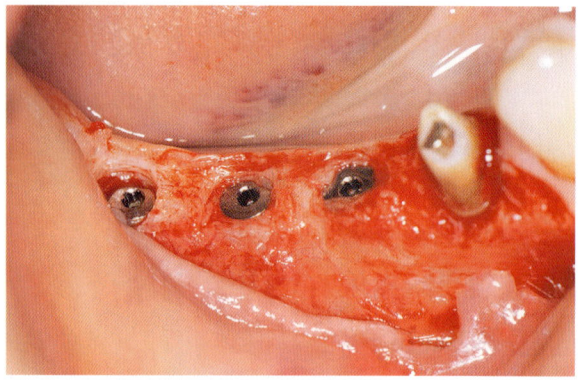

図2　FGGのための移植床を部分層フラップで形成し、インプラント上部の軟組織を切除。このとき、口腔前庭部を十分に拡張しておく

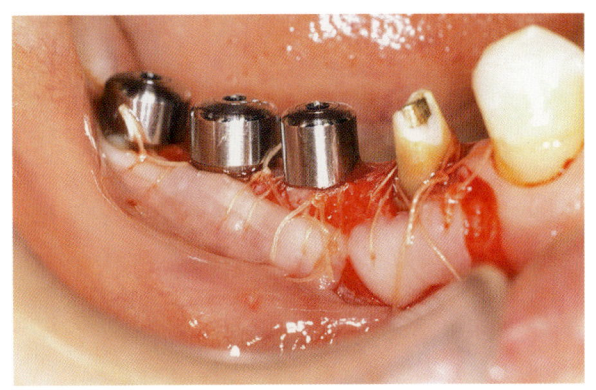

図3　遊離歯肉移植片を縫合固定した状態

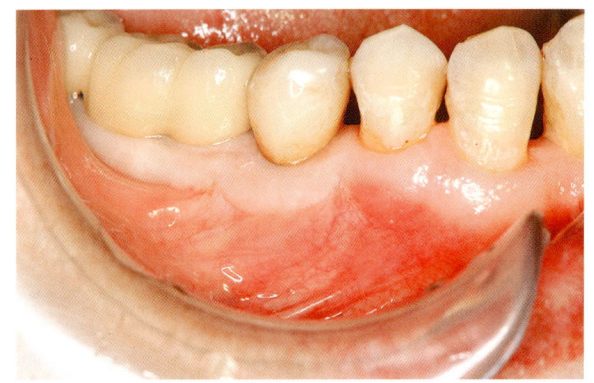

図4　術後の状態。口腔前庭は拡張され付着歯肉が獲得された

■ FGGにおける縫合の手順

1. 口腔前庭拡張のための縫合
    - vertical-holizontal mattress suture (T-suture)
2. 遊離歯肉移植片の移植のための縫合
    - 移植片上端の固定：懸垂縫合（骨膜縫合）
    - 移植片両端の固定：ループ縫合（骨膜縫合）
    - 移植片の移植床への圧接：交叉マットレス縫合（骨膜縫合）

■ インプラント頬側付着歯肉獲得のためのFGG

インプラント2次手術時の遊離歯肉移植の適応条件
1. 角化粘膜が全くない
2. 口腔前庭の拡張が必要
3. 小帯や筋の高位付着がある
4. 軟組織が薄く脆弱
5. 軟組織の欠損がある

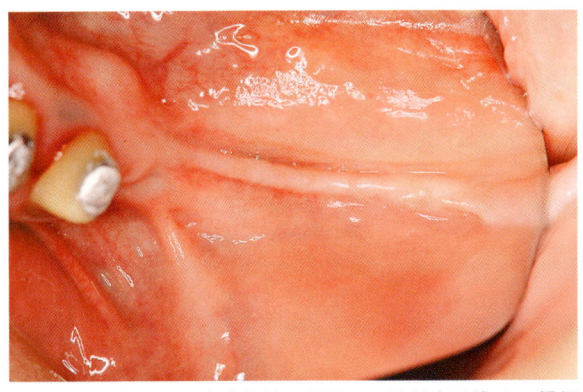

図5　インプラント2次手術前の状態。口腔前庭は浅く、頬側は歯槽頂付近まで歯槽粘膜がおよんでいる

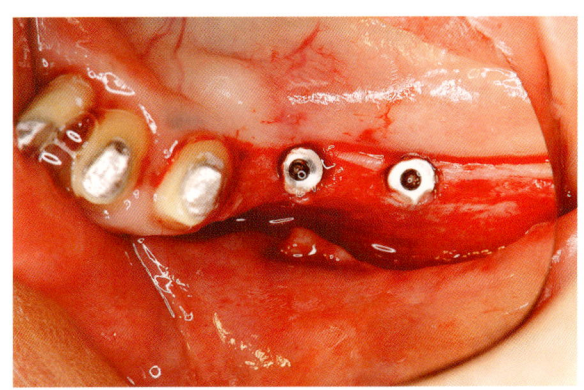

図6　部分層フラップを形成し、口腔前庭を拡張。さらに、インプラント上の粘膜を切除しておく

Ⅲ 特殊な縫合法

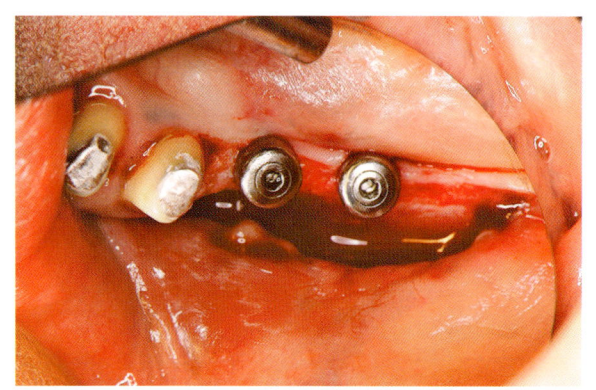

図7　ヒーリングアバットメントを装着

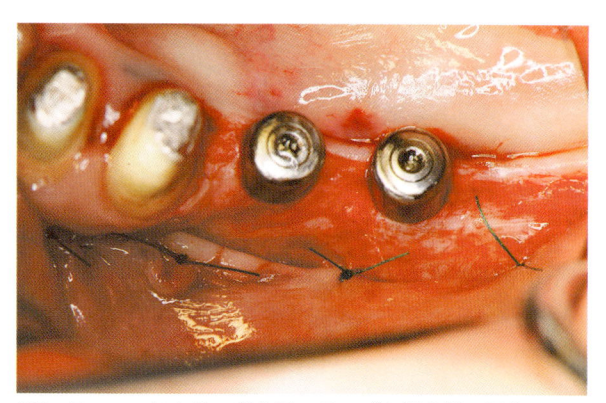

図8　T-sutureにより、部分層フラップを根尖側で固定し、口腔前庭を拡張

①T-sutureの手順

1. 部分層フラップ歯冠側端に垂直マットレス縫合の要領で刺入（図9）

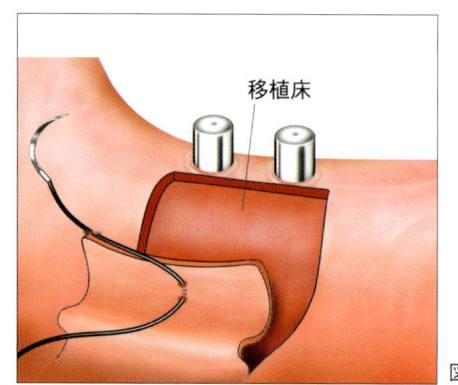

図9

2. ついで、移植床の最根尖側部に骨膜をひろった水平マットレス縫合の要領で刺入（図10）

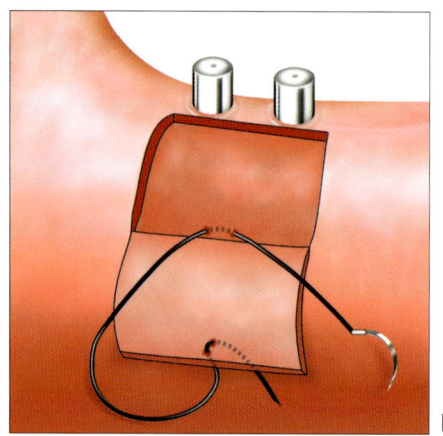

図10

3. 結紮することによって部分層フラップは意図した根尖側の位置で固定され、口腔前庭の拡張と移植床の確保ができる（図11）

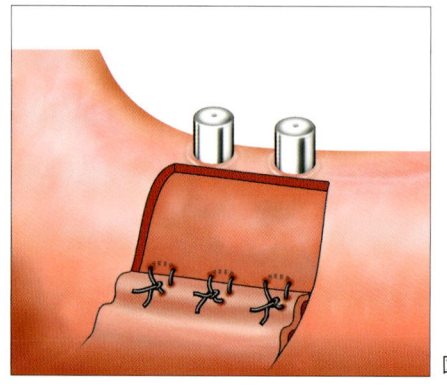

図11

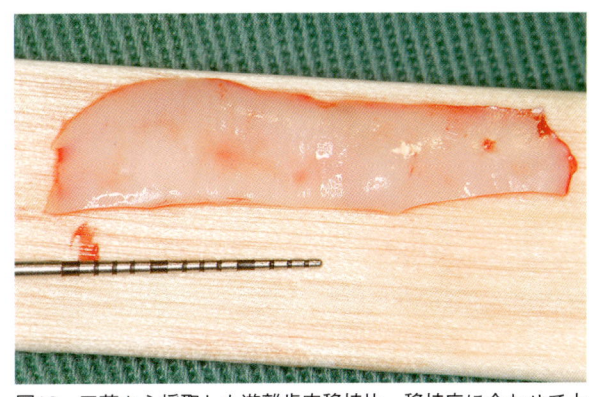

図12 口蓋から採取した遊離歯肉移植片。移植床に合わせて大きさや形態をトリミングしておく

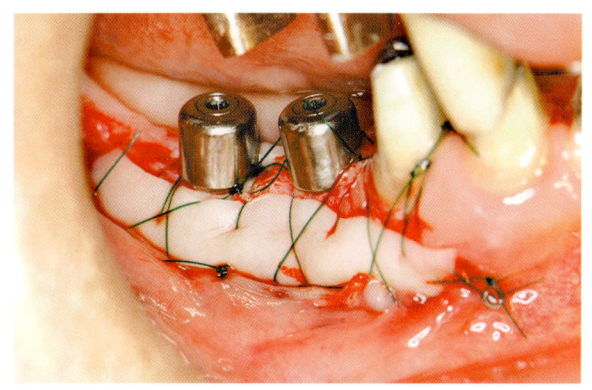

図13 移植片の上端を、骨膜をひろった懸垂縫合、移植片の両端部をループ縫合。さらに、移植片よりも根尖側の移植床内に骨膜をひろった水平マットレス縫合の要領で刺入し、交叉マットレス縫合を行う

②骨膜をひろった懸垂縫合の手順

1. ヒーリングカラー（もしくは歯）の近心側相当部で移植片の表面から刺入、直下の移植床の骨膜をひろい移植床外の歯肉に針を出す（図14）

2. 縫合糸をヒーリングカラーの舌側面にアンカーし、ヒーリングカラー遠心側に対しても同様に刺入する（図15）

3. 懸垂縫合の要領で縫合糸を再びヒーリングカラーにアンカーし、近心頰側部で結紮する（図16）

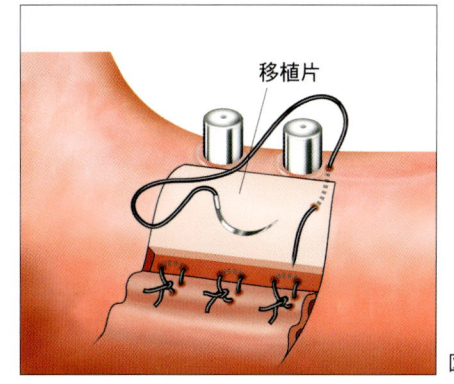

図14

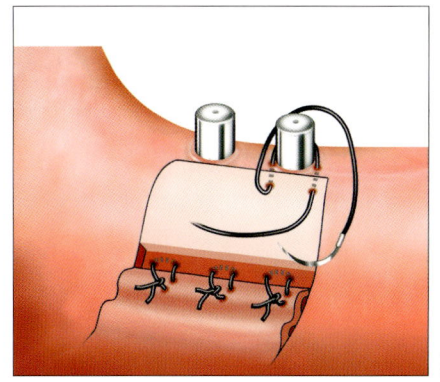

図15

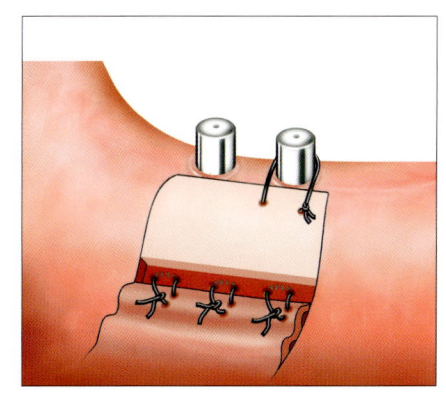

図16

Ⅲ 特殊な縫合法

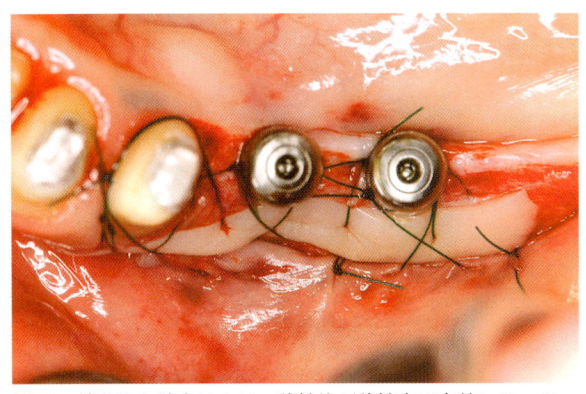

図17　効果的な縫合により、移植片が移植床に密着している

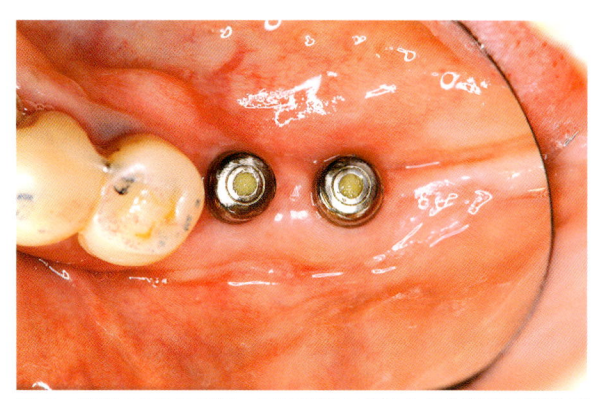

図18　術後3カ月の状態。口腔前庭の拡張と角化粘膜の獲得ができている

③骨膜をひろったループ縫合の手順

1. 移植片の近遠心両端部から刺入
2. 移植片の骨膜を通して、隣接歯肉に針を出して結紮（図19）

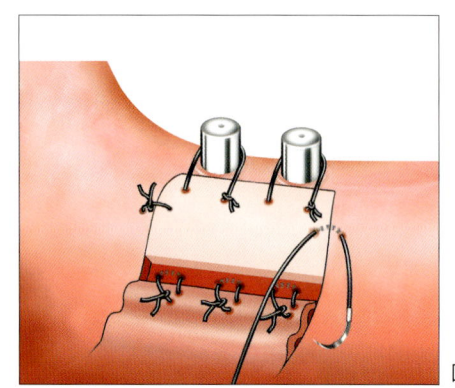

図19

④骨膜をひろった交叉マットレス縫合の手順

1. 移植片よりも根尖側の移植床内に骨膜をひろった水平マットレス縫合の要領で刺入（図20）

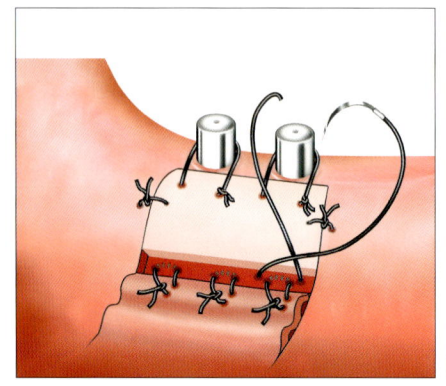

図20

2. ヒーリングアバットメントに糸をアンカーし、移植床の上を糸が交叉するようにして結紮（図21）

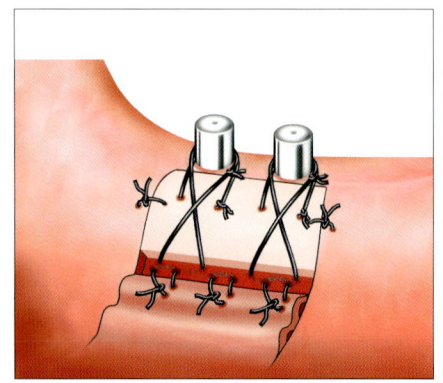

図21

3. 上皮下結合組織移植に用いる引き込み縫合

　上皮下（歯肉）結合組織移植術（SCTG）は、遊離歯肉移植術（FGG）のように移植床上に移植するだけではなく、軟組織内に挿入して移植することもできる。または、部分層フラップと移植床間にはさみ込んだ状態でも固定されるため、特有の縫合方法が存在する。

■ Envelope Techniqueを用いた根面被覆
　Envelope techniqueはSCTG特有の移植床形成法で、フラップ翻転のための歯間部の水平切開や縦切開を必要としない。そのため、このエンベロップフラップ内への移植片の固定法に引き込み縫合が用いられる。

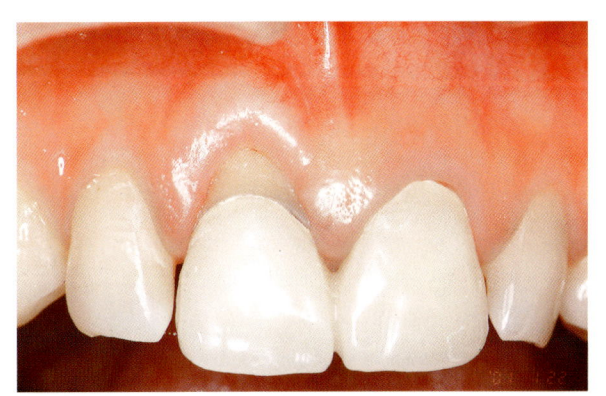

図1　術前の状態。1|の歯肉退縮

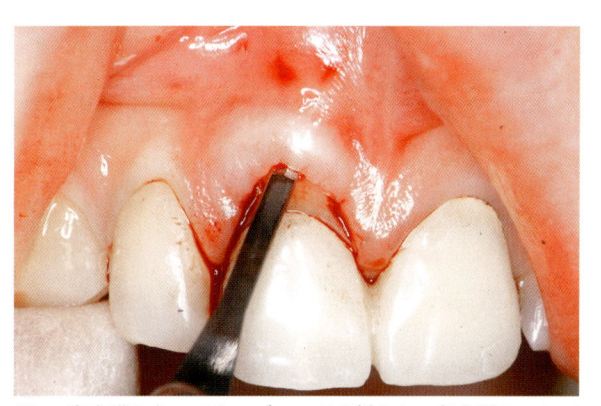

図2　歯肉溝からマイクロブレードを挿入し、部分層のエンベロップフラップを形成する

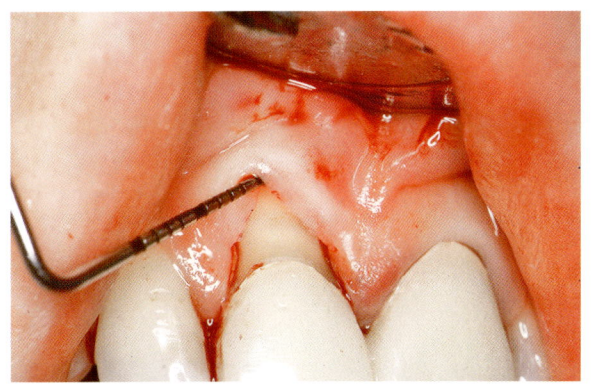

図3　露出根面のルートプレーニング後の状態

■ **エンベロップフラップ内への移植片の引き込み縫合の手順**

1. 形成したエンベロップフラップに相当した大きさに結合組織移植片をトリミングしておく（図4）

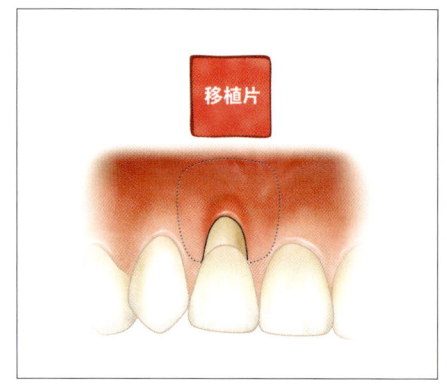

   図4

2. エンベロップフラップ外の歯肉外面からエンベロップフラップ内へ刺入し、歯頸部から針を出す。ついで、移植片の一端に刺入（図5）

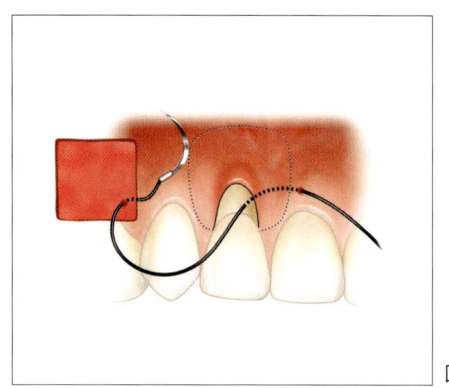

   図5

3. 移植片にマットレス縫合の要領で刺入し、再び歯頸部からエンベロップフラップ内に針を刺入し、フラップ外の歯肉外面に針を出す（図6）

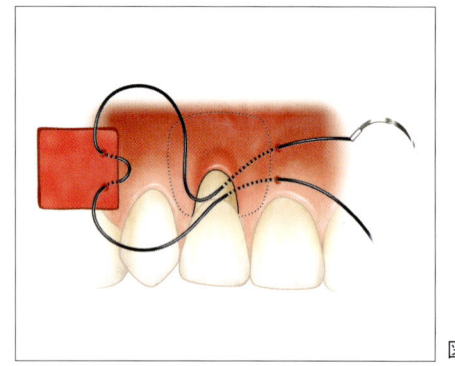

   図6

4. 2本の縫合糸をまとめて持針器で把持し、移植片をエンベロップフラップ内の所定の位置へ引き込み結紮する（図7）。移植片の反対側に対しても同様に行う

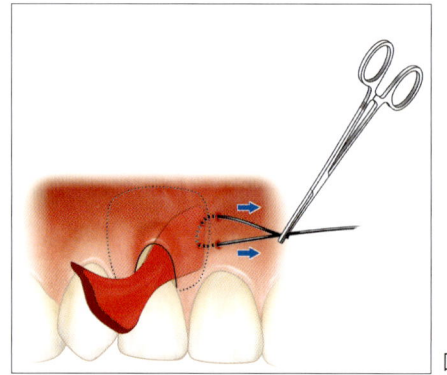

   図7

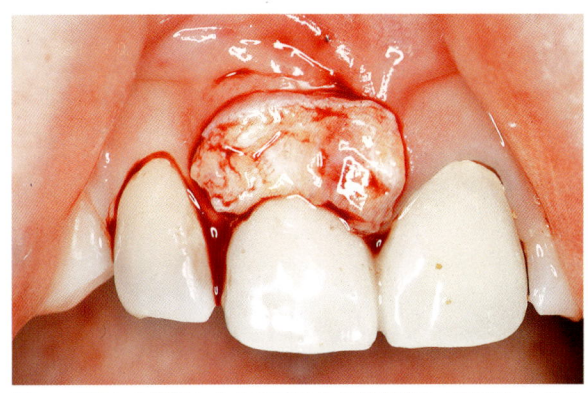

図8 口蓋から採取した上皮下結合組織移植片を試適しトリミングする

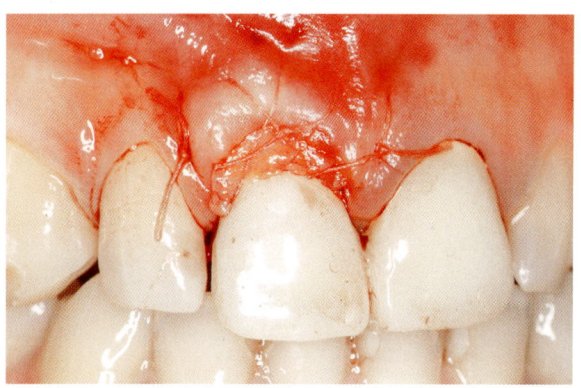

図9 1|の両隣接部からの引き込み縫合による移植片のエンベロップフラップ内への移植

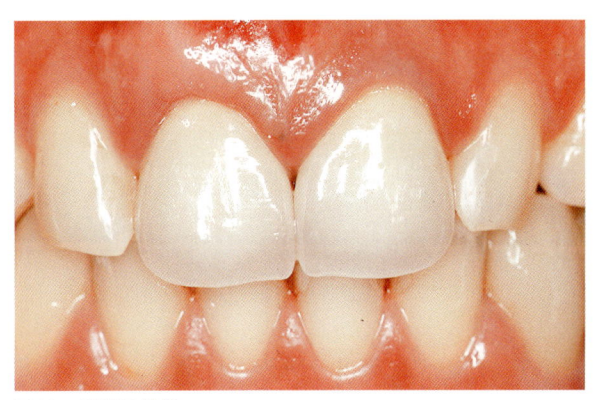

図10 術後の状態

Ⅲ 特殊な縫合法

4. 口蓋部ドナートラップの縫合

　上皮下結合組織移植術の利点として、移植片採取後の口蓋部における、いわゆるドナートラップを縫合閉鎖できることが挙げられる。

　このドナートラップは薄い部分層弁として形成されるため、十分な厚みが確保できない場合には、通常の縫合方法では弁が壊死する可能性が高いため、ここでも特有の縫合法が用いられる。

■ 上皮下結合組織移植片採取後の縫合
① ループ縫合による閉鎖
- 縫合が簡単で口蓋表面を平坦にできる
- ドナートラップが薄い場合に、血流不足により弁が壊死することがある
- ドナートラップが厚い場合に適用

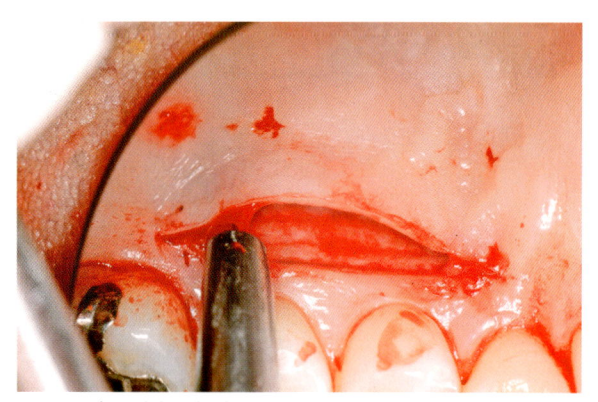

図1　上皮下結合組織移植片採取後の口蓋部、ドナートラップの厚みは十分ある

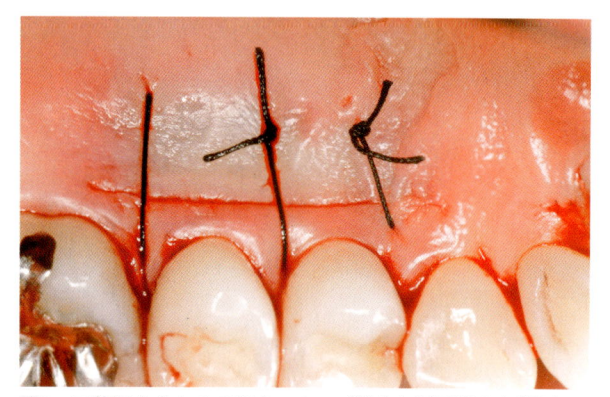

図2　口蓋面を合わせて縫合。ループ縫合と懸垂縫合を併用

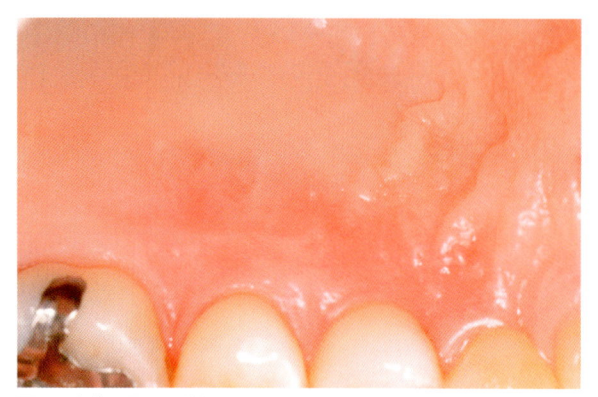

図3　術後2週目の状態

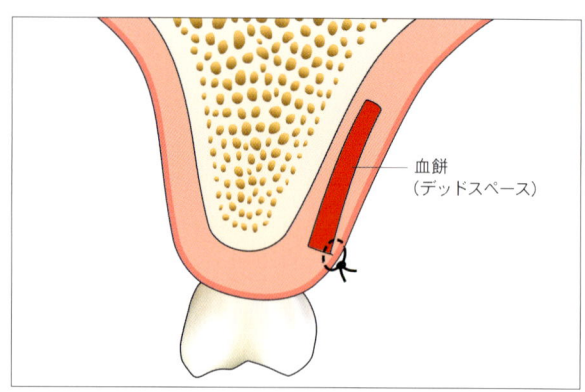

図4　ドナートラップが薄い場合には移植片採取部がデッドスペースとなるため、組織が壊死する

血餅（デッドスペース）

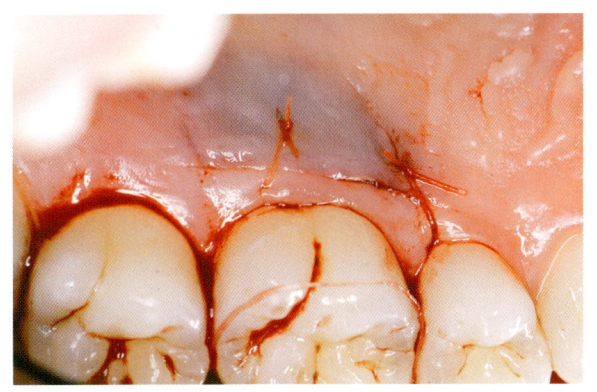

図5　ドナートラップが薄かったが、口蓋部をループ縫合で閉鎖

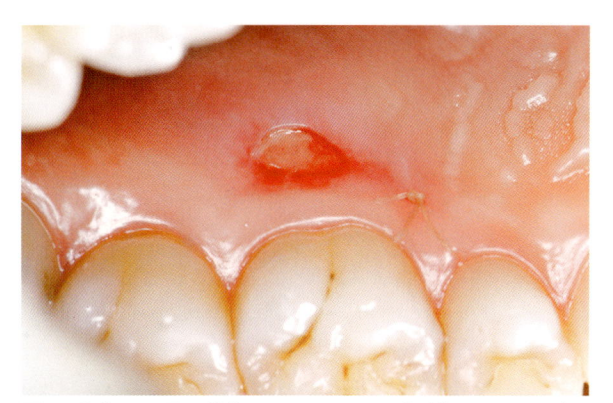

図6　術後10日目の状態。ドナートラップが薄いため、一部、組織の壊死を生じた

② **ドナートラップを圧接する縫合**
- ●縫合が複雑
- ●治癒期間中に口蓋部にステップを形成
- ●マットレス縫合の応用によりドナートラップを下方に圧接できる
- ●ドナートラップへの血流が豊富で弁が壊死しにくい
- ●薄いドナートラップでも組織の壊死を生じにくい

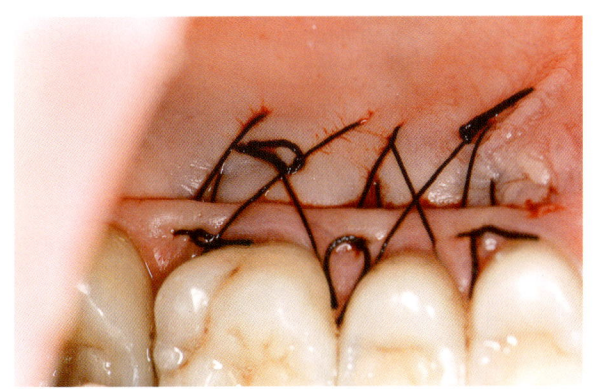

図7　薄いドナートラップに対して、ドナートラップを基底部に圧接した状態で縫合

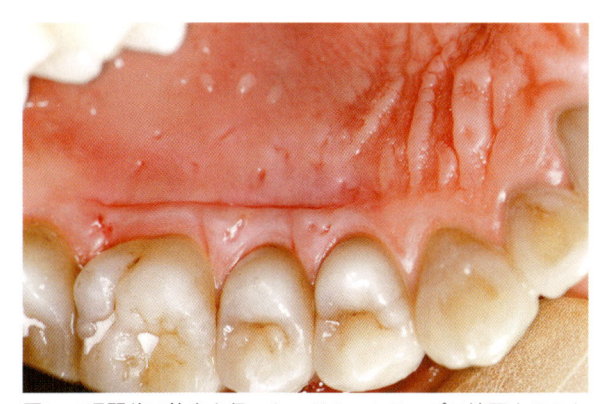

図8　1週間後に抜糸を行った。ドナートラップは壊死することなく治癒している

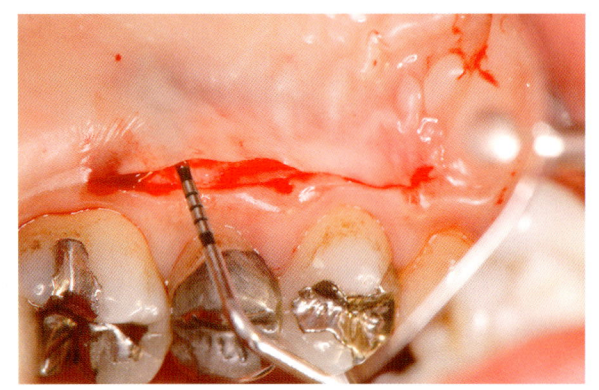

図9　部分層弁で口蓋部ドナートラップを形成

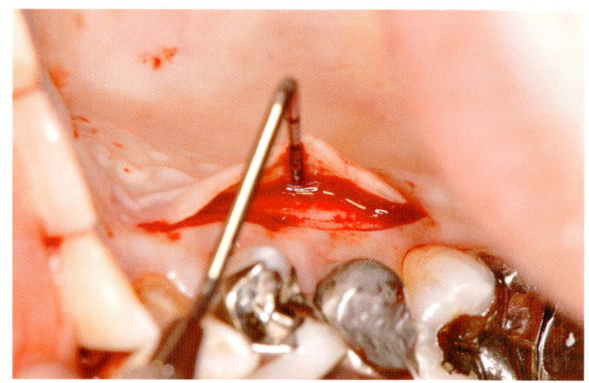

図10　部分層のドナートラップと下層の結合組織。ドナートラップが薄いことに注目

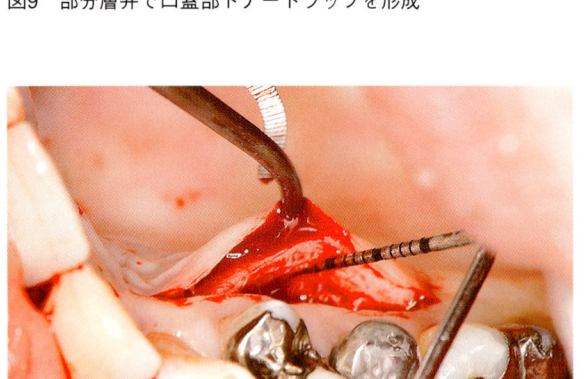

図11　中間層の結合組織の採取

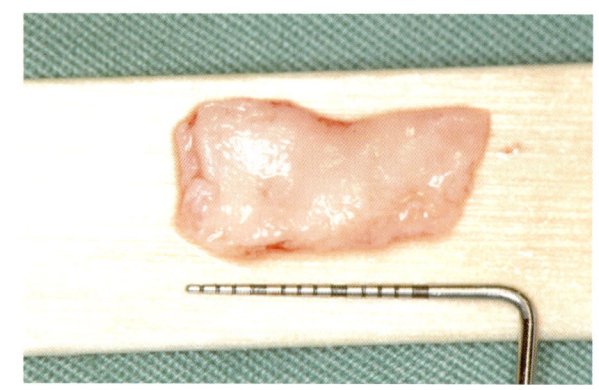

図12　採取された結合組織移植片

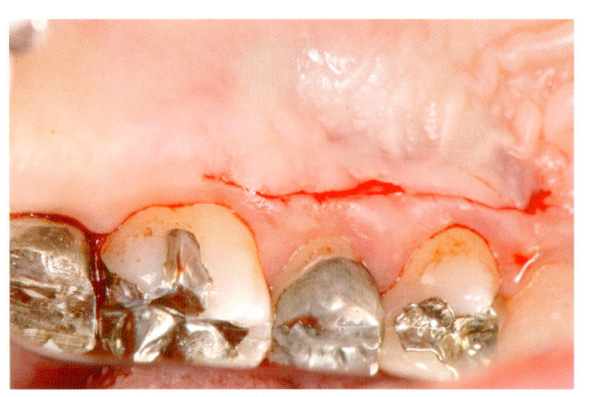

図13　ドナートラップを圧迫して止血した状態

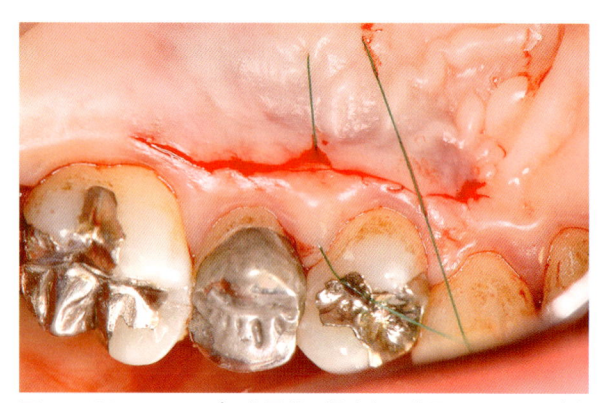

図14　ドナートラップの範囲外の根尖部に水平マットレス縫合の要領で刺入し、ついで口蓋部歯間乳頭部に刺入して結紮する

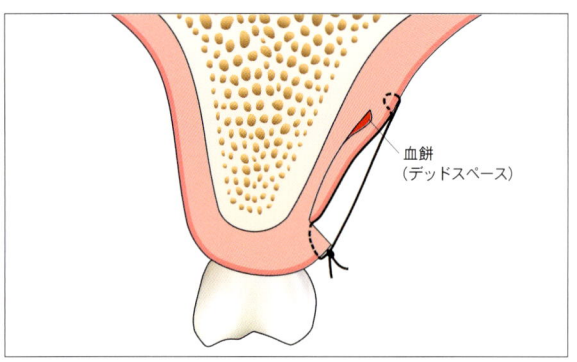

図15　ドナートラップが薄く壊死しやすい場合には、マットレス縫合によりドナートラップを基底部に圧接し、デッドスペースがない状態にすることで壊死を防止できる

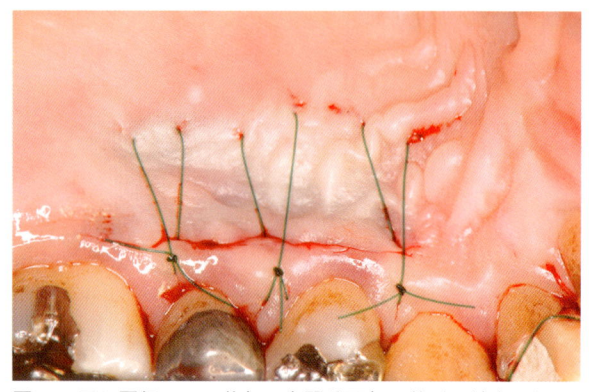

血餅（デッドスペース）

図16　同じ要領で、口蓋部の歯間乳頭部の数だけ縫合を行い、ドナートラップを下層に圧迫した状態で縫合

第3章

縫合の実践

歯周外科とインプラント外科手術
における縫合の実際

I 歯周外科手術における縫合の実際

1. フラップ手術

A 切除型フラップ手術（臨床的歯冠長延長術）

　切除型フラップ手術は歯周ポケットや骨欠損を確実に除去するための基本術式である。本症例は、深い歯周ポケットと骨欠損を認めたケースである。歯周ポケット底部が歯肉歯槽粘膜境（MGJ）を越えておらず、十分な角化粘膜の存在が確認できたため、切除型フラップ手術を行い、歯周ポケット除去とともに臨床的歯冠の延長をはかった（図1〜6）。

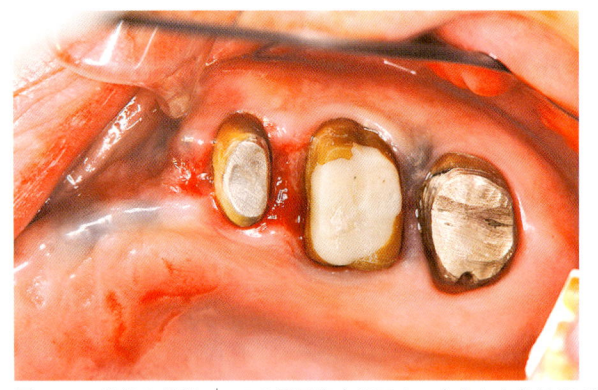

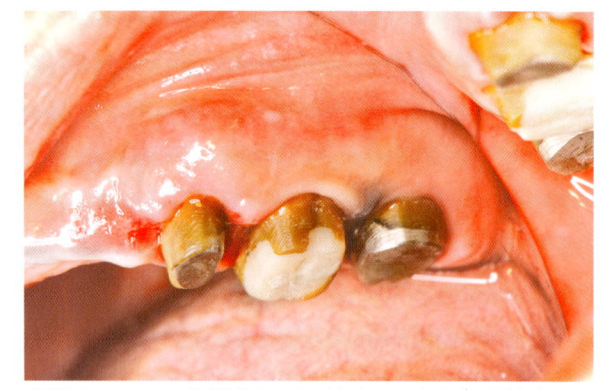

図1、2　術前の状態。|567の周囲歯肉は厚く、十分な角化粘膜が存在。同部は4〜6mmの歯周ポケットが存在し、また、|7 近心部には歯肉縁下におよぶう蝕が存在する

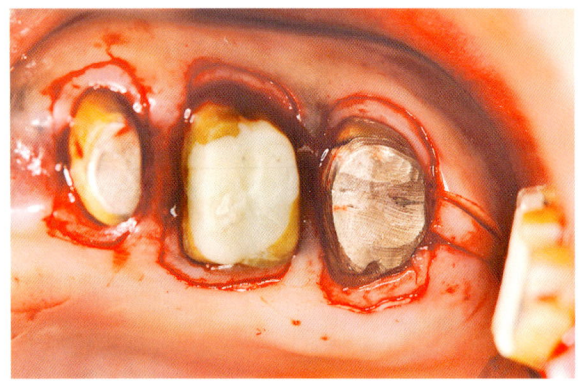

図3　切除型フラップ手術のための切開線。歯周ポケットを除去し、かつフラップを薄く均一な厚みに調整するため、切開線は歯頸部から離してある

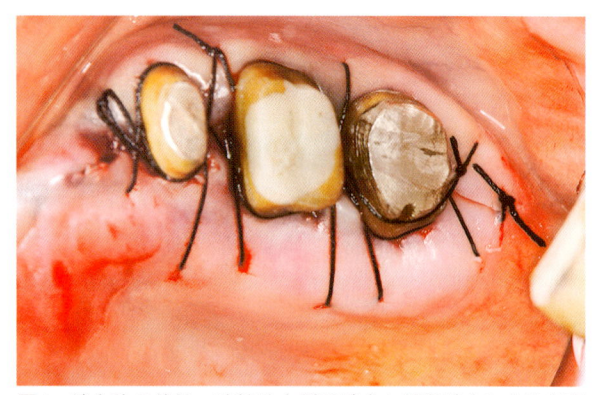

図4　縫合後の状態。連続独立懸垂縫合と係留縫合により創部を閉鎖

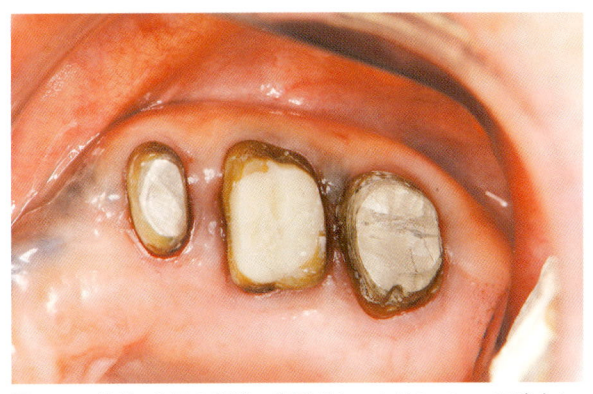

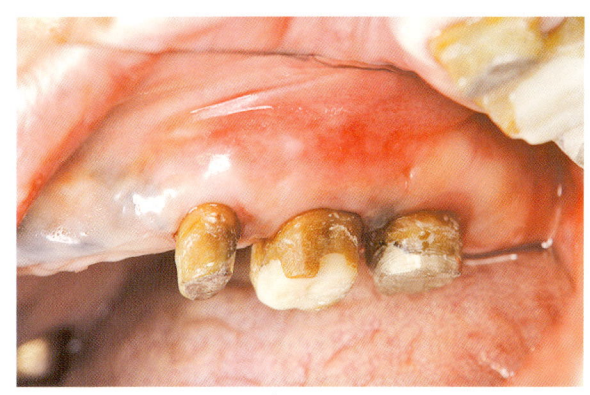

図5、6 術後1カ月の状態。歯周ポケットは2〜3mmに減少し、歯肉形態も改善されている。また、|7 近心部の歯肉縁下う蝕も顕在化できている

B オープンフラップキュレッタージ

　上顎前歯部などの審美領域においては、フラップ手術後の歯肉退縮により審美障害を生じることがある。このような場合には、術後の歯肉退縮を最小限に止める目的で、オープンフラップキュレッタージが行われる。本法は積極的に歯周ポケットや骨欠損を除去するのではなく、明視野でアクセスの良好な状態でのスケーリング、ルートプレーニングを行う、いわゆるアクセスフラップとして用いられる。

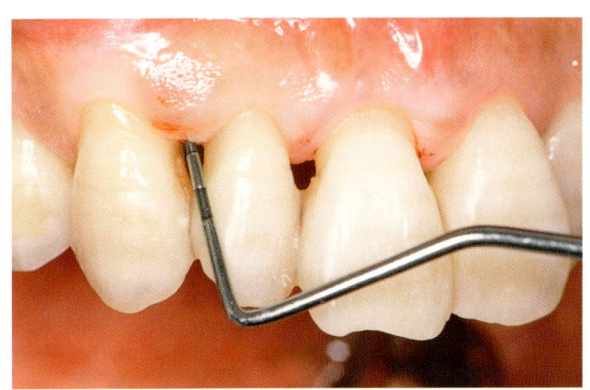

図7 上顎右側前歯部の歯肉腫脹を主訴として来院した患者。一連の歯周基本治療を行ったが、歯周ポケットが4〜8mm存在した。術後の審美性を考慮して、オープンフラップキュレッタージを行うことにした

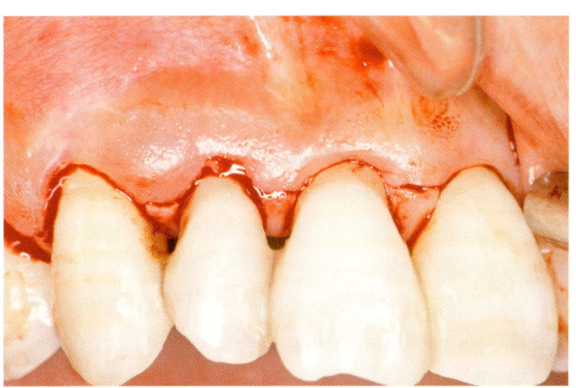

図8 歯肉溝内切開を行い、余分な軟組織の切除を行わないよう心がけた。特に歯間乳頭の温存を考慮した

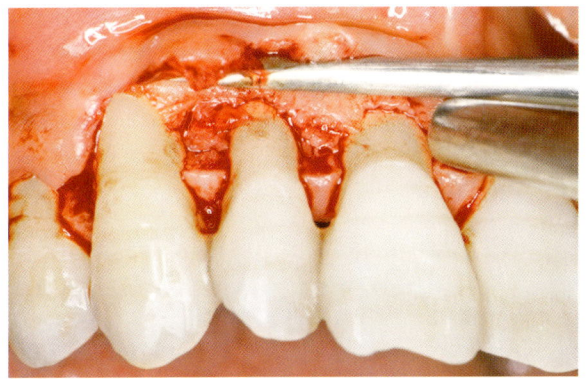

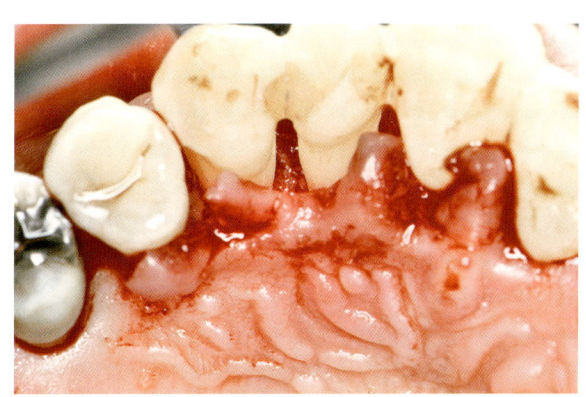

図9、10 フラップに外科的侵襲が加わらないように、慎重に唇・口蓋側の全層フラップを剥離

I 歯周外科手術における縫合の実際

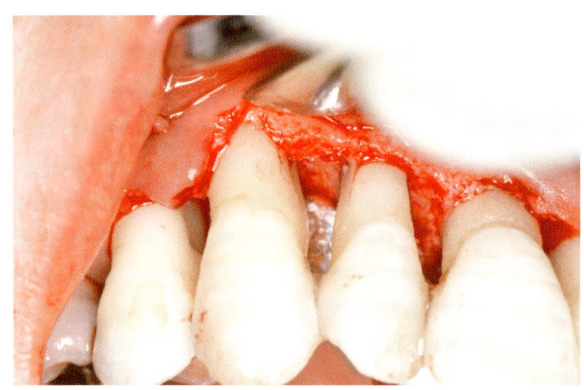

図11　デブライドメントとスケーリング、ルートプレーニングが完了した状態。歯間部の骨吸収が著明

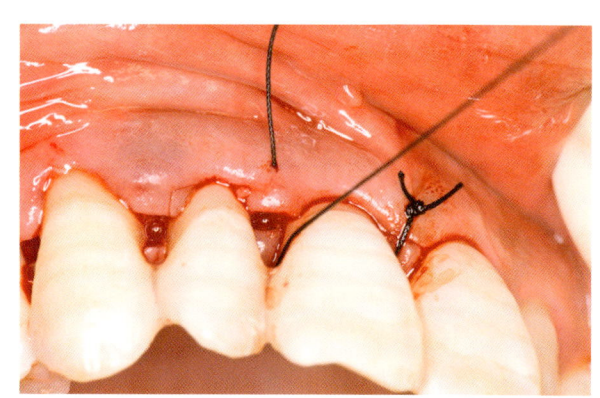

図12　歯間部の単純ループ縫合により創部を閉鎖。縫合糸は4-0のサージカルシルクを使用

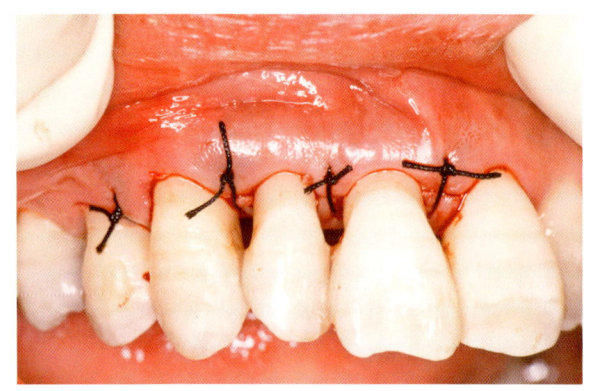

図13　縫合後の状態。フラップと歯根が正確に適合した状態になっている

C　再生療法（modified PPT）

　骨移植やGTR法、エムドゲイン療法などの再生療法を行う場合、基本的なフラップマネージメントは、前述のオープンフラップキュレッタージと大きな違いはない。ここではエムドゲイン®ゲルを用いた再生療法に、歯間乳頭の温存に有効なmodified PPTを用いた症例を紹介する（72ページ参照）。

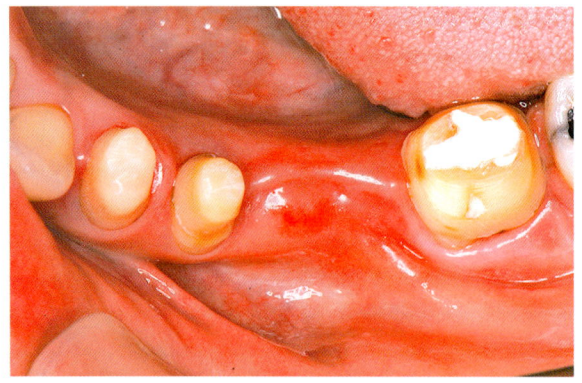

図14　術前の状態。下顎左側小臼歯部には3〜7mmの歯周ポケットが存在する

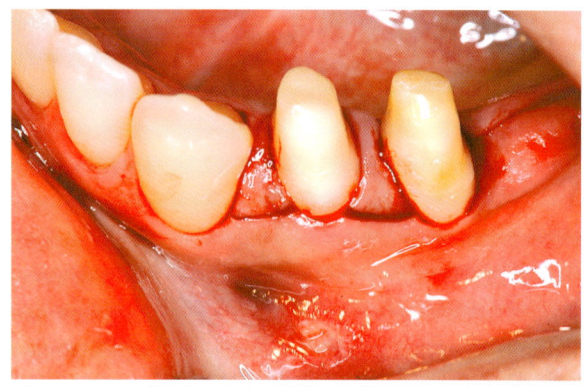

図15　フラップ形成のための切開。歯根周囲への歯肉溝内切開および唇側歯頸部に水平切開を加える。歯間乳頭部には決して切開を行わない

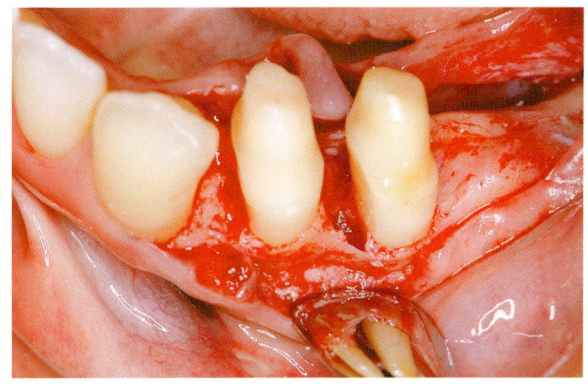

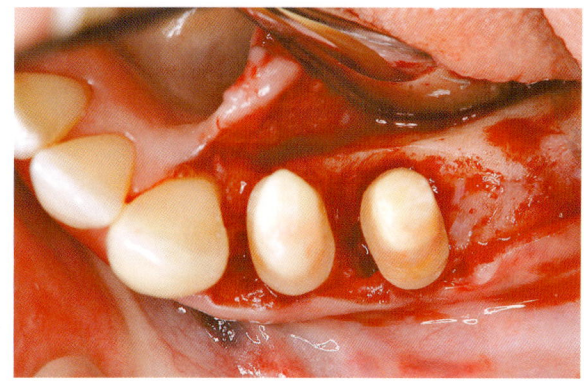

図16、17　頬側および歯間乳頭を含めた舌側の全層フラップを剥離後、骨欠損部のデブライドメントとルートプレーニングを行った状態。第2小臼歯周囲に深い垂直性骨欠損が認められる

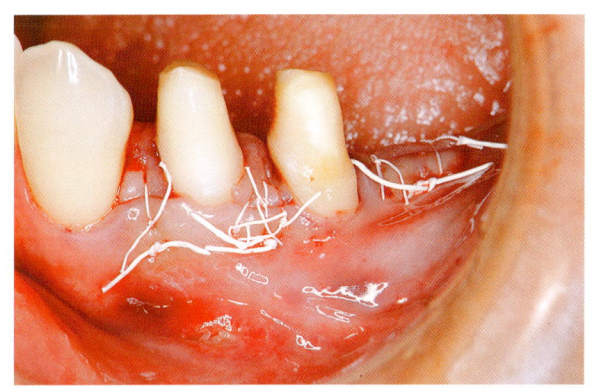

図18　エムドゲイン®ゲル塗布と自家骨移植を行った後、創部を縫合閉鎖（縫合法については74ページ参照）。ゴアテックス縫合糸（holding sutureはCV-5、closing sutureはCV-6）を使用

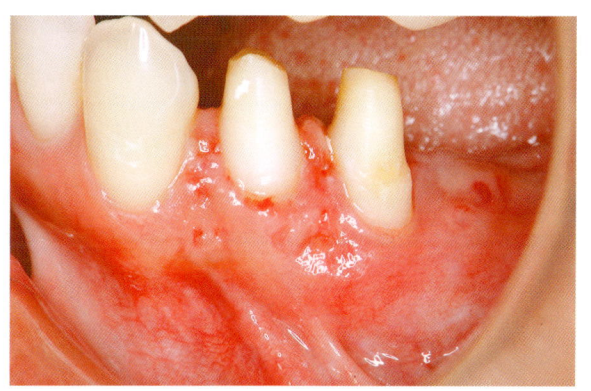

図19　術後9日の抜糸直後の状態。創の裂開や移植骨の露出は全く認められない

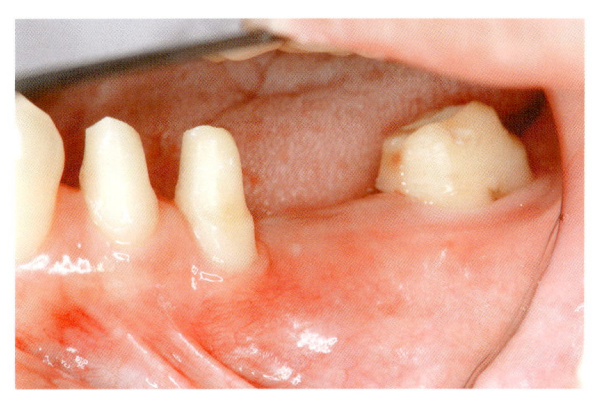

図20　術後11カ月の状態。歯周ポケットは2〜4mmに改善。歯間乳頭も術前からの形態を維持している

91　　Ⅰ　歯周外科手術における縫合の実際

2. 歯周形成外科手術

　歯周形成外科手術（periodontal plastic surgery）は歯周ポケットや骨欠損の除去を目的とするフラップ手術とは異なり、さまざまな原因により生じた歯肉歯槽粘膜に生じた解剖学的な形態や質の改善を目的とした、一連の術式である。

　その代表的な術式には、清掃性や自浄性を改善するための遊離歯肉移植術や、審美改善を目的とした上皮下結合組織移植術などがあり、天然歯や骨結合型インプラントの双方に適用されている。

　しかし、歯周形成外科手術ではいずれの術式も軟組織の移動や移植がその中心となるため、より正確な縫合手技が必要とされる。

A　遊離歯肉移植術（口腔前庭拡張と付着歯肉獲得）

　前項のmodified PPTを用いた再生療法を行った症例。最終補綴の前処置として、下顎左側臼歯部の口腔前庭拡張と付着歯肉獲得を目的に遊離歯肉移植術を行った。

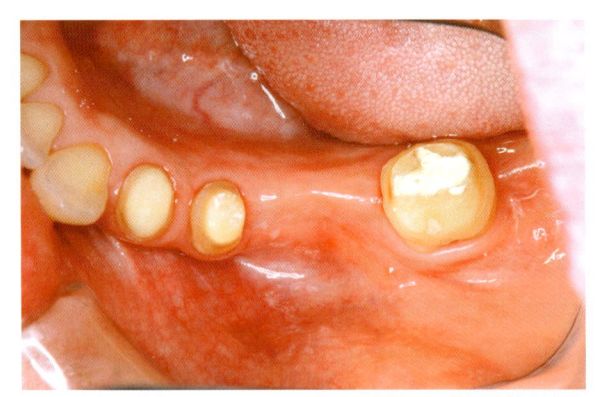

図1　術前の状態。エムドゲイン®ゲルを用いた歯周組織再生療法後11カ月の状態（頬側面観は91ページ図20を参照）。左側臼歯部は口腔前庭が浅く、付着歯肉が喪失している

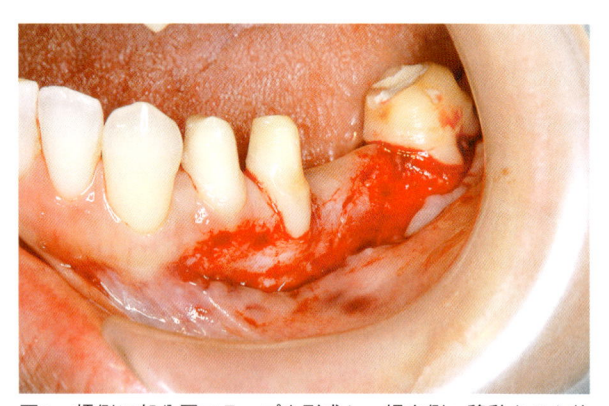

図2　頬側に部分層フラップを形成し、根尖側へ移動させた状態。十分に口腔前庭部を拡張できるようにする

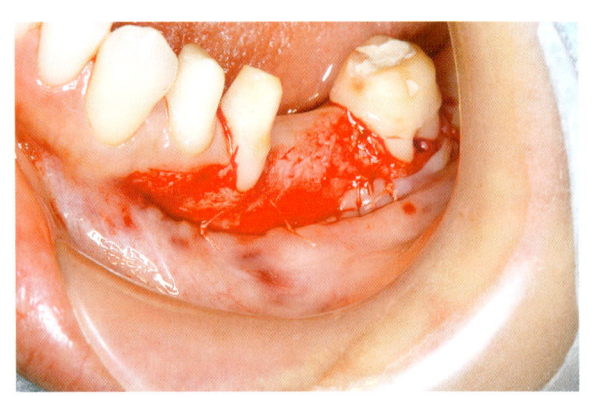

図3　T-suture（78ページ参照）により剥離した部分層フラップを根尖側に移動させた状態で縫合固定。これにより、移植床が確保される（吸収性縫合糸、バイクリルラピッド5-0を使用）

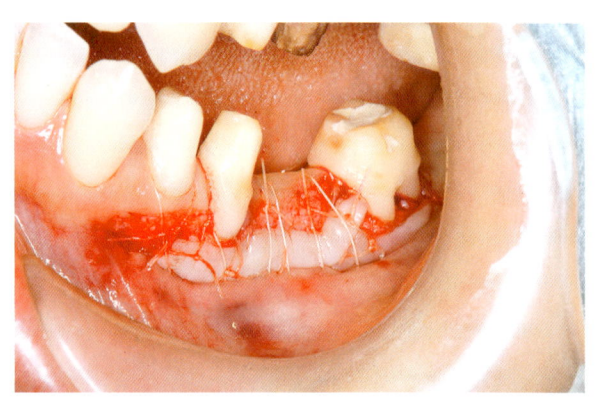

図4　口蓋部より採取した遊離歯肉移植片をトリミングした後、移植床上に縫合固定（吸収性縫合糸、バイクリルラピッド5-0を使用。80ページ参照）

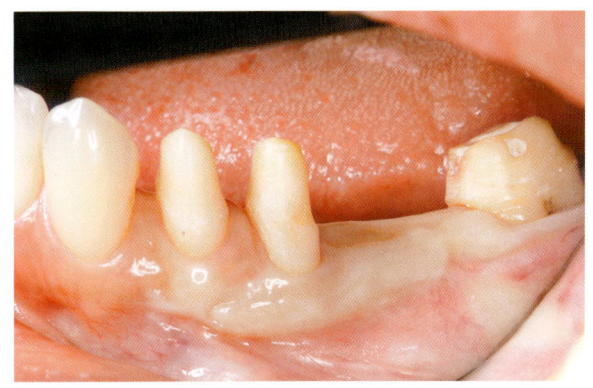

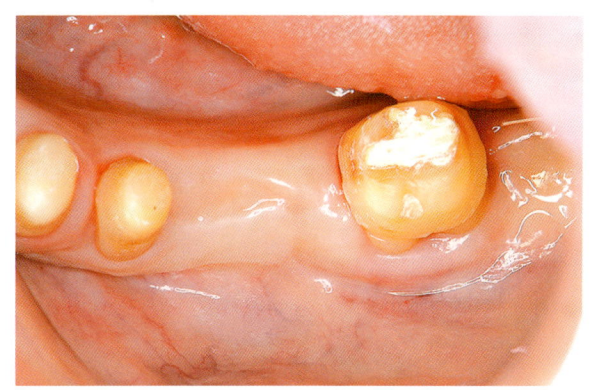

図5、6　術後1年の状態。下顎左側臼歯部の口腔前庭が拡張され、付着歯肉の獲得ができている

B　上皮下結合組織移植術（エンベロップテクニック）による根面被覆

　下顎左側犬歯唇側の歯肉退縮の改善を希望した患者に対し、エンベロップテクニックを用いた上皮下結合組織移植術により根面被覆を行った症例を示す。

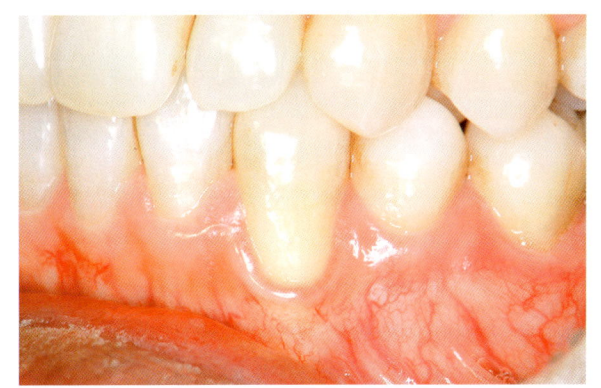

図7　下顎左側犬歯部に歯肉退縮を認める。退縮は深さ4mm、幅6mmで、露出した歯根面は歯列外に突出していた

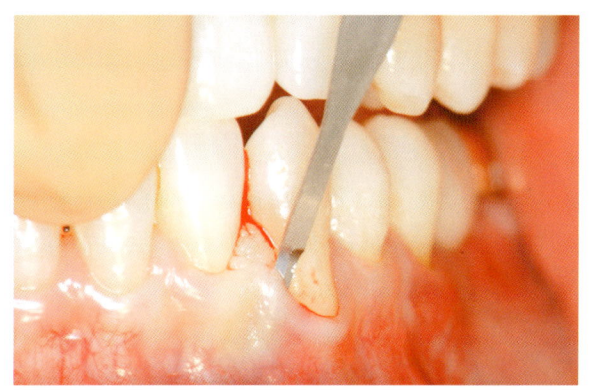

図8　マイクロブレードを用いて犬歯歯頸部より部分層のエンベロップフラップを形成

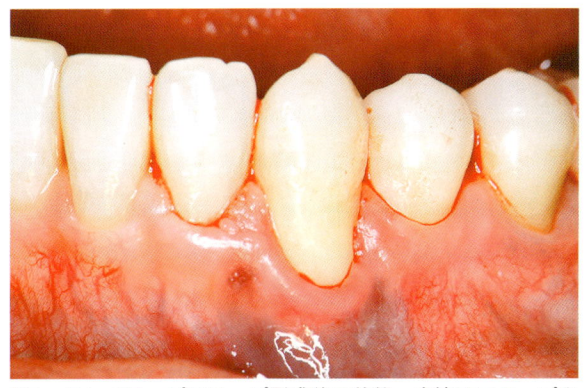

図9　エンベロップフラップ形成後の状態。本法はフラップを翻転しないため、歯間乳頭部への水平切開やフラップ翻転のための垂直切開は行わない

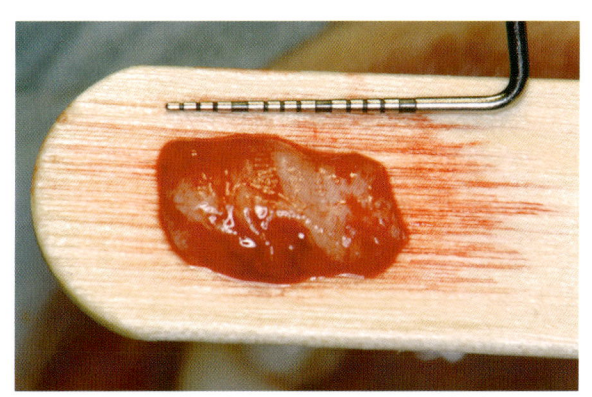

図10　同側の口蓋部上皮下より採取した結合組織移植片。エンベロップフラップの形状、大きさに適合できるようにあらかじめトリミングしておく

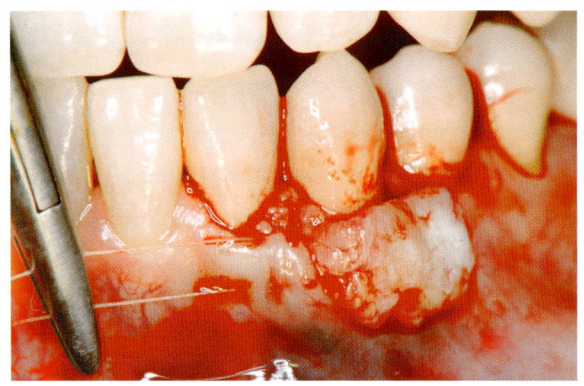

図11 吸収性縫合糸（バイクリルラピッド5-0）を用いて引き込み縫合（82ページ参照）を行い、移植片をエンベロップフラップ内の所定の位置へ引き込んでいく

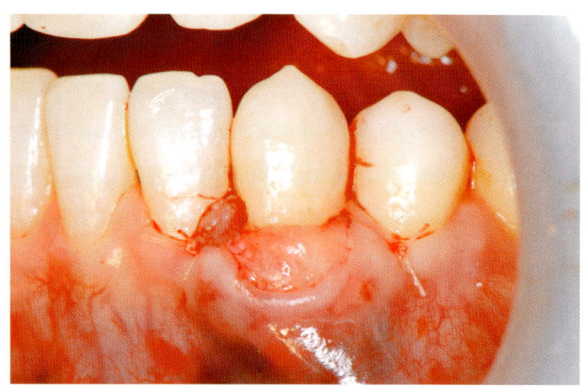

図12 犬歯の近遠心両端部で、それぞれ引き込み縫合を行った状態。移植片は正確に露出根面上に移植されている

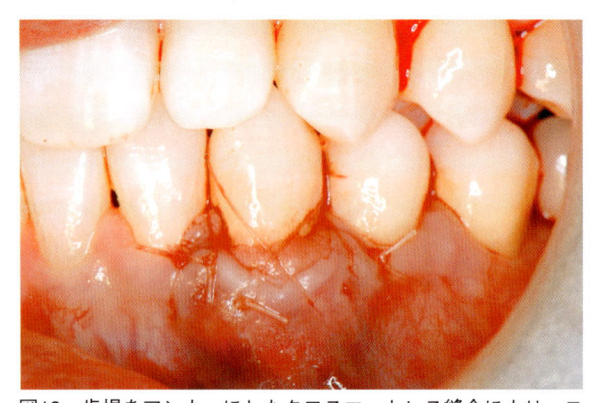

図13 歯根をアンカーにしたクロスマットレス縫合により、エンベロップフラップを歯冠側に移動させ、できる限り移植片上を覆うようにする

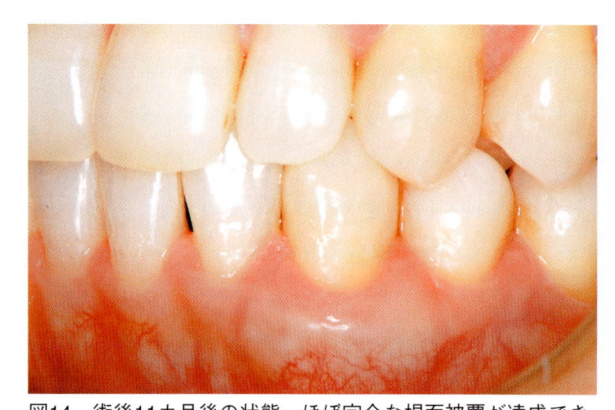

図14 術後11カ月後の状態。ほぼ完全な根面被覆が達成でき、移植部も周囲組織とよく調和している

II インプラント外科手術における縫合の実際

1. インプラント埋入手術

A 粘膜が厚く骨増大術を伴わない一般的なインプラント埋入手術

　インプラント埋入手術は、厚みのある角化粘膜が存在する場合で、かつ、骨移植やGBR法などの付加的処置を併用する必要がない場合には、縫合操作の簡便な単純ループ縫合が用いられる（図1～3）。

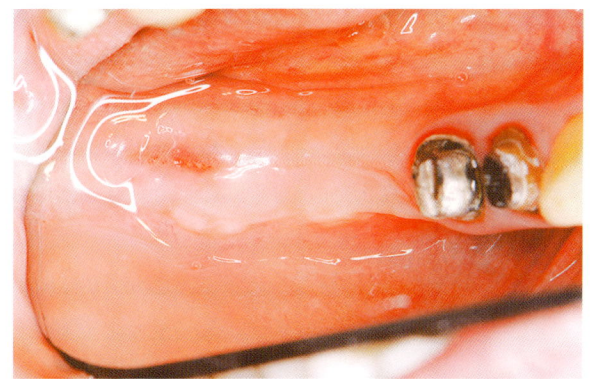

図1　下顎右側臼歯部のインプラント埋入前の状態。欠損部顎堤に歯肉歯槽粘膜の異常はなく、厚い角化粘膜が存在する

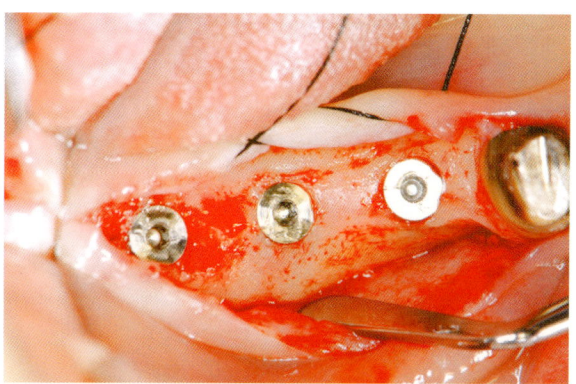

図2　インプラント埋入直後の状態。適切な位置へのインプラント埋入ができている

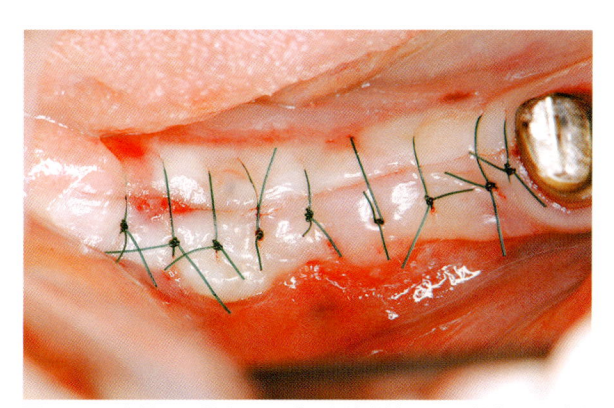

図3　この症例では最もシンプルな縫合法である単純ループ縫合を行った。縫合糸は5-0のソフトナイロン糸を使用

B 粘膜が薄い場合（主に下顎）

インプラント埋入部位に角化粘膜が乏しく、かつ薄い場合は、単純ループ縫合では術後に創部が裂開する恐れが生じる。そのため、このような場合には、フラップの減張を行い、エバーティングマットレス縫合と、ループ縫合を組み合わせることによって、創部の裂開を防止することができる。

また、この方法は骨移植やメンブレンテクニックを併用したときなどにも有効である。

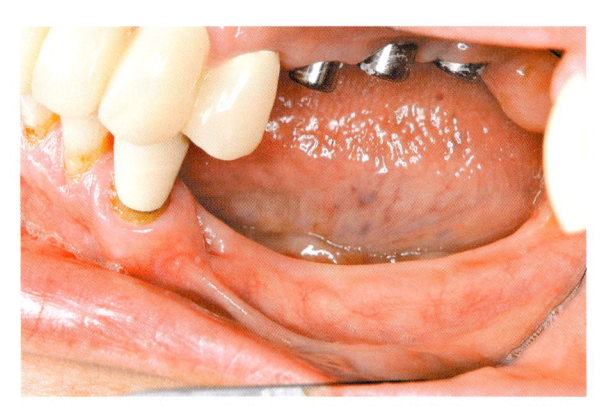

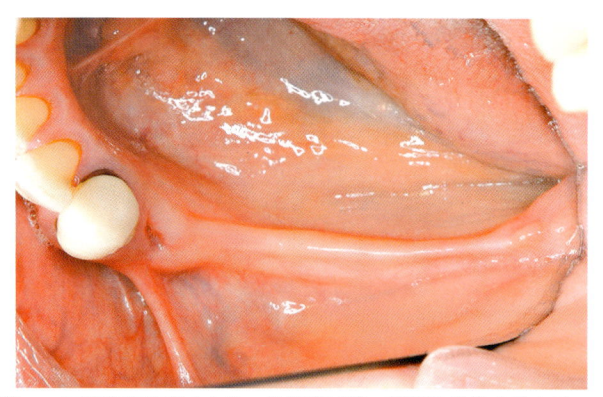

図4、5　インプラント埋入前の下顎左側臼歯部顎堤。歯槽骨の吸収に伴い、口腔前庭は浅くなり、軟組織は薄い粘膜の状態を呈する

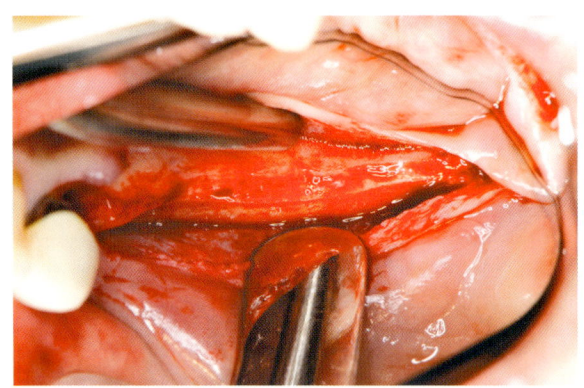

図6　歯槽頂切開による全層フラップの剥離。頬・舌側ともにフラップの断面が薄いことがわかる

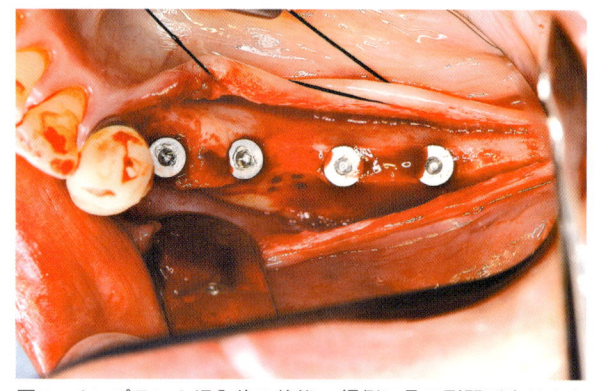

図7　インプラント埋入後の状態。頬側に骨の裂開が生じたため、本症例では自家骨移植とGBR法を併用した

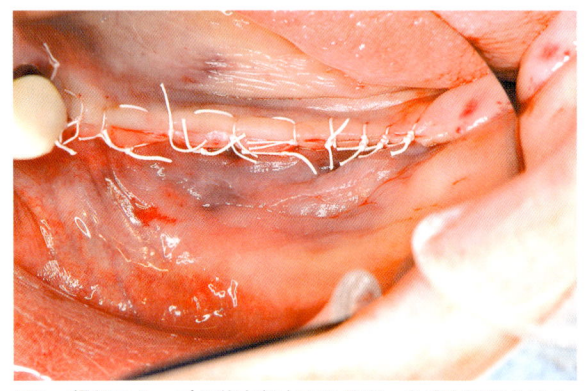

図8　頬側フラップの基底部内面に骨膜への減張切開を加え、フラップを伸展させた状態で縫合。ゴアテックス縫合糸（CV-5）を用いて、エバーティングマットレス縫合と単純ループ縫合を組み合わせて縫合

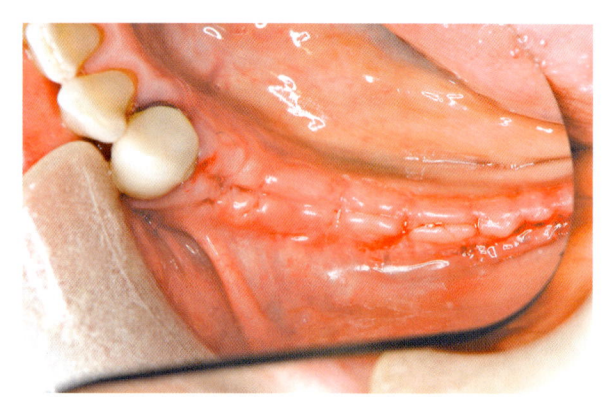

図9　術後10日の抜糸後の状態

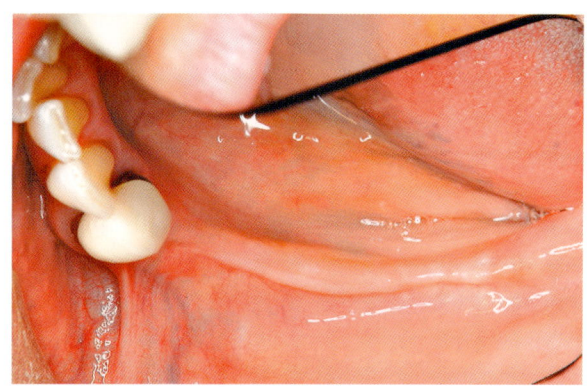

図10 術後4カ月後の状態。創部の裂開は全く認められない

C 抜歯即時埋入

インプラントの抜歯即時埋入にはいくつかの方法があるが、埋入後の抜歯窩をどのように閉鎖するかが問題となる。ここでは、抜歯窩を上皮下結合組織移植術で閉鎖する方法を示す。

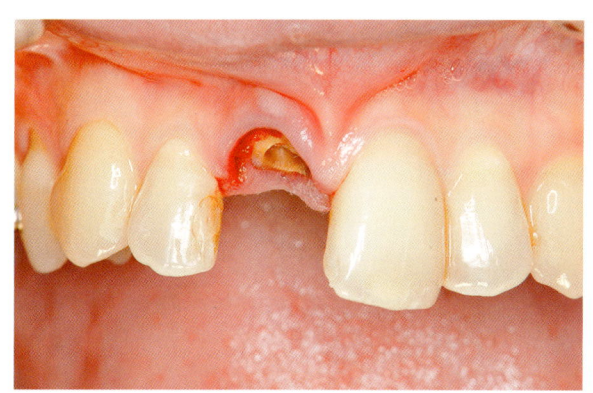

図11 インプラント埋入手術前の状態。上顎右側中切歯は外傷により破折し、残根状態を呈す

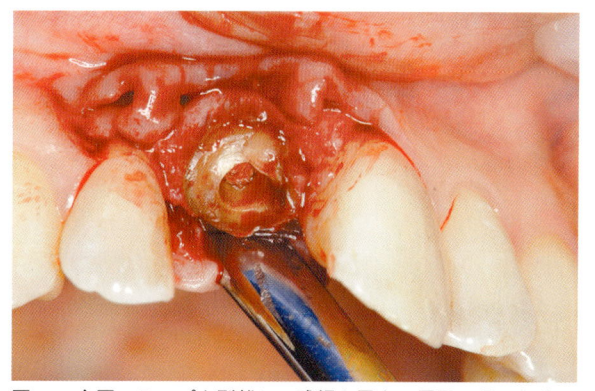

図12 全層フラップを剝離し、残根を露出。周囲の骨に侵襲を与えないように注意深く抜歯する

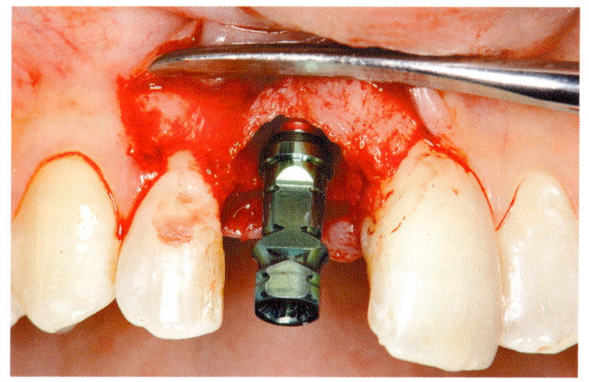

図13 抜歯窩の搔爬の後、インプラントを埋入

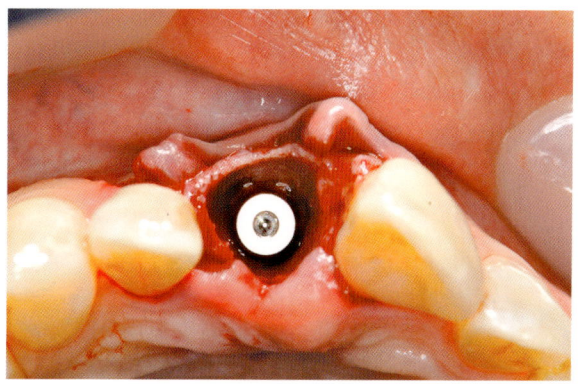

図14 カバースクリューを装着した状態。インプラントの初期固定は得られているが、抜歯窩とインプラント間に間隙を認める

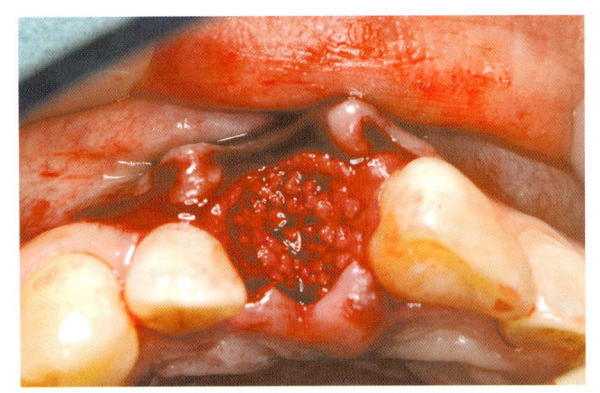

図15　インプラント周囲の骨欠損部には骨移植を行う

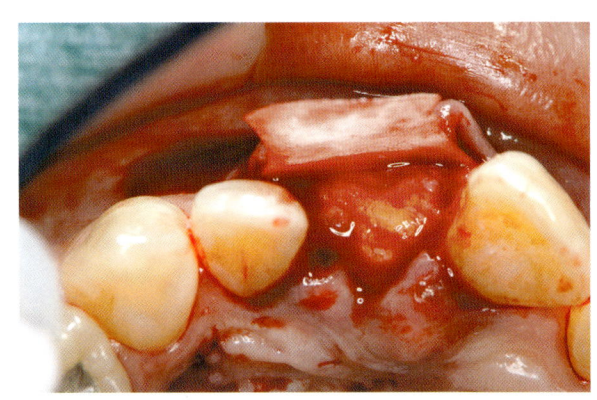

図16　抜歯窩全体を覆うように上皮下結合組織を移植し、その上からコラーゲン膜を被覆する

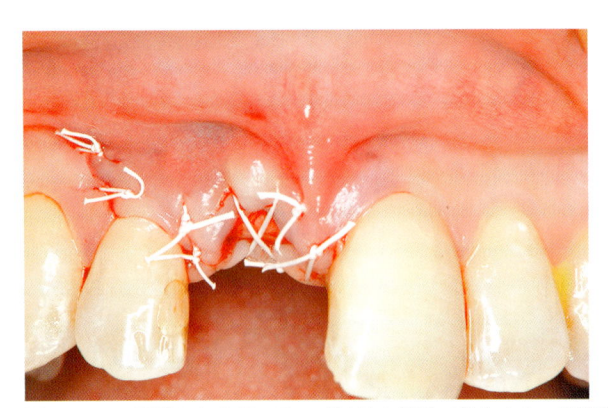

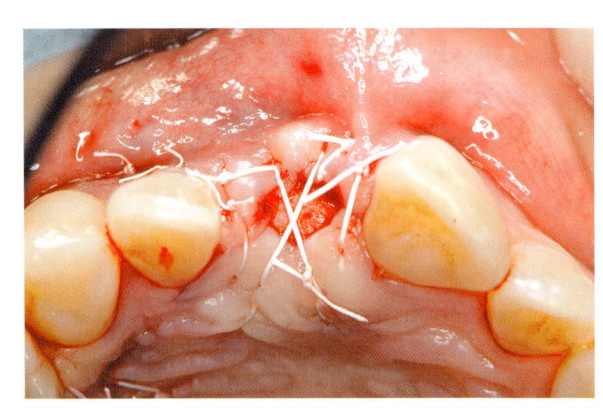

図17、18　剥離した全層フラップは元の位置で縫合する。歯間乳頭は単純ループ縫合、抜歯窩はクロスマットレス縫合を行った（ゴアテックス縫合糸CV-5使用）

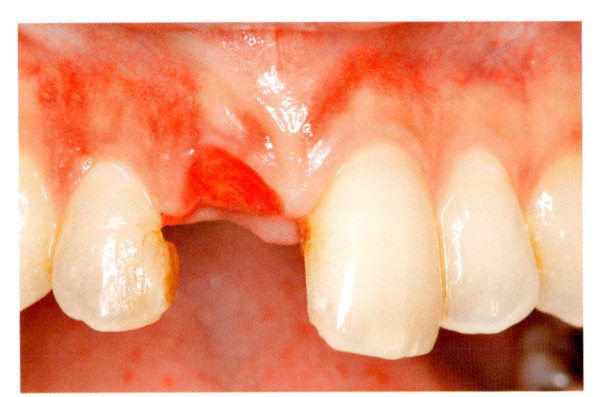

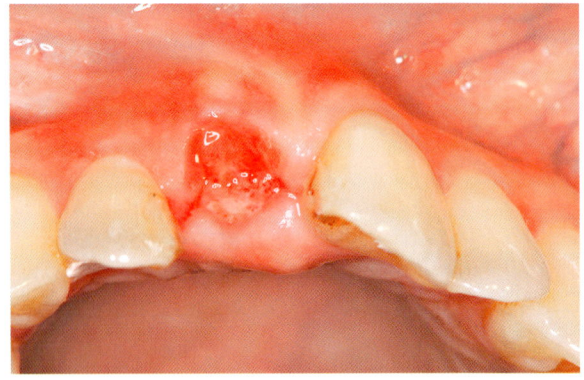

図19、20　術後2週目の状態。創部の裂開や開窓は認められない

2. インプラント2次手術

A 有茎弁移動術によるインプラント間スペースの閉鎖

　大臼歯部へのインプラント治療では、上部構造のエマージェンスプロファイルをより自然に表現させるために、2次手術時に埋入したインプラント体よりも大口径のヒーリングアバットメントを用いるようになった。その反面、口径の大きなヒーリングアバットメントが原因でフラップの閉鎖が困難となり、インプラントと隣在歯、もしくはインプラント間の骨が露出しやすいという問題が生じる。このような場合、有茎弁移動術を用いることで、骨の露出を防止することができる。有茎弁移動術によるインプラント2次手術は、術前に十分な角化粘膜がインプラント周囲に存在することが必須条件となる（図1～6）。

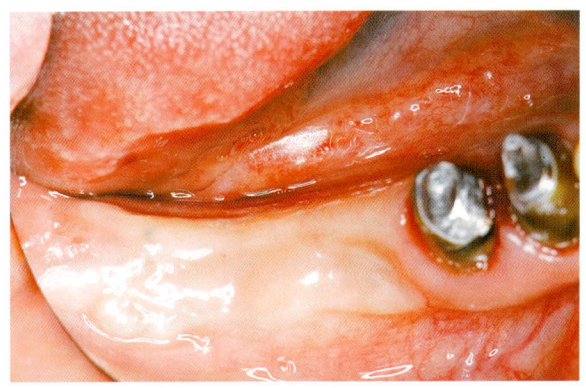

図1　前述した症例（95ページ図1～3）の2次手術直前の状態。角化粘膜が十分に存在している

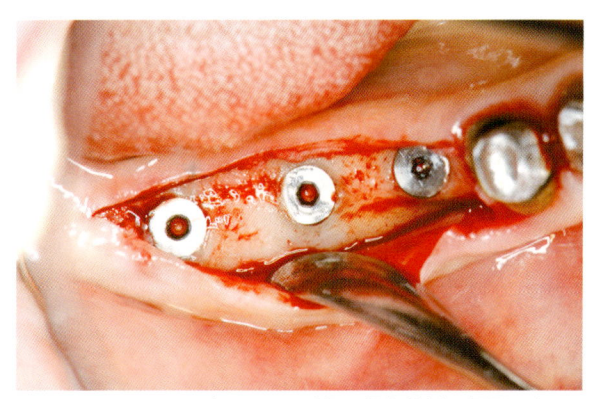

図2　埋入したインプラントの舌側辺縁部付近に切開を行い、全層フラップを剥離。頬側のフラップには多くの角化粘膜が含まれている

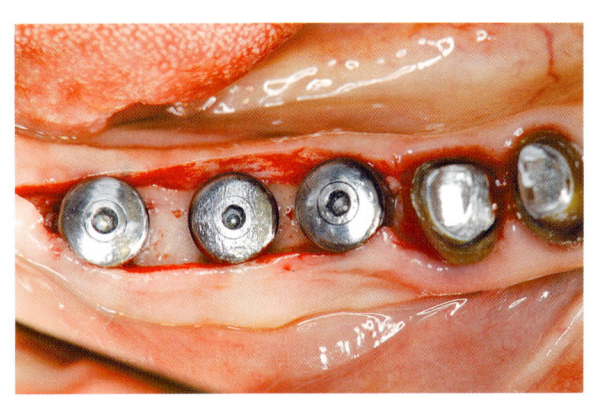

図3　直径5mmのヒーリングアバットメントを連結。このままではフラップの閉鎖ができないために、インプラント間の骨が露出してしまう

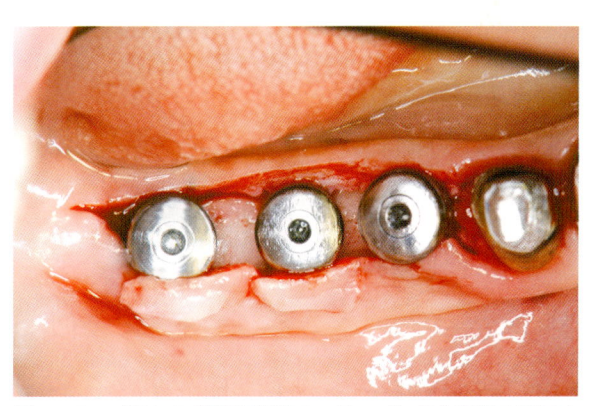

図4　インプラント頬側相当部のフラップに角化粘膜の範囲内でインプラント間を閉鎖するための有茎弁を形成

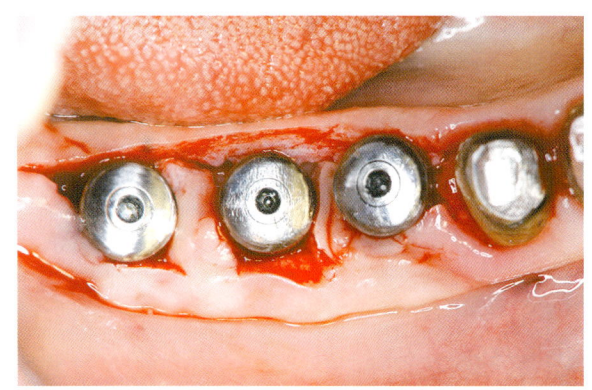

図5 形成した有茎弁を舌側方向へ回転させ、インプラント間部のスペースを閉鎖

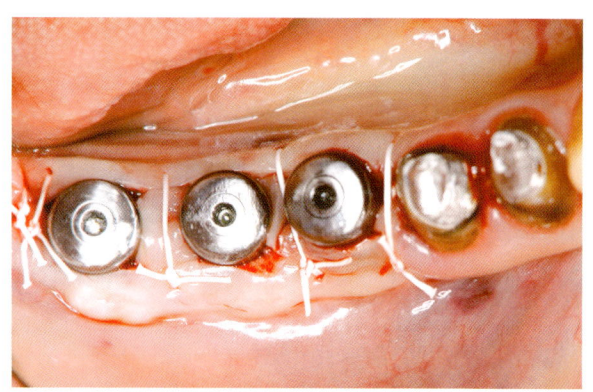

図6 頬・舌側のフラップを縫合し、インプラント間を粘膜で完全に閉鎖。十分な厚みの角化粘膜が存在するため、単純ループ縫合を用いた。縫合糸は4-0のゴアテックス縫合糸（CV-5）を使用

B 部分層フラップによる歯肉弁根尖側移動術（角化粘膜増大術）

インプラント2次手術時に欠損部頬側に角化粘膜が喪失している場合。歯槽頂部の角化粘膜を根尖側に移動することで、インプラント上部構造の頬側に角化粘膜を増大することができる。

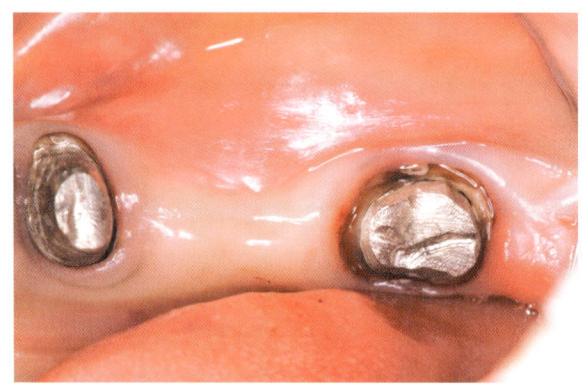

図7 下顎右側第1大臼歯部インプラント2次手術前の状態。歯槽頂部の軟組織は厚く十分な角化粘膜が存在するが、頬側は口腔前庭が浅く、歯槽粘膜が入り込んでいる。インプラント2次手術と同時に、部分層フラップによる歯肉弁根尖側移動術を用いて、頬側の角化粘膜の増大をはかった

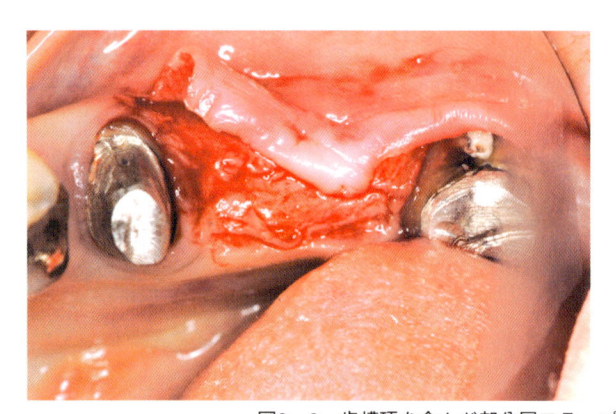

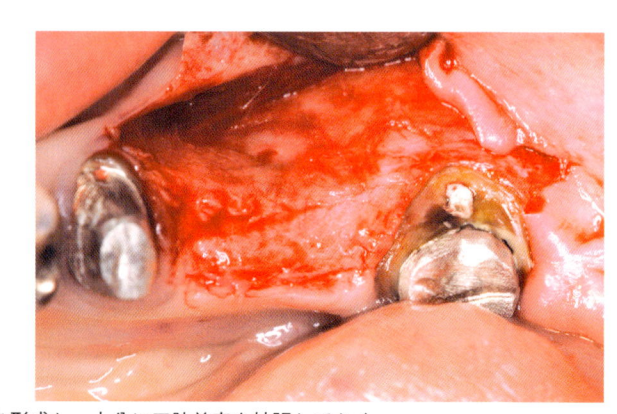

図8、9 歯槽頂を含んだ部分層フラップを形成し、十分に口腔前庭を拡張しておく

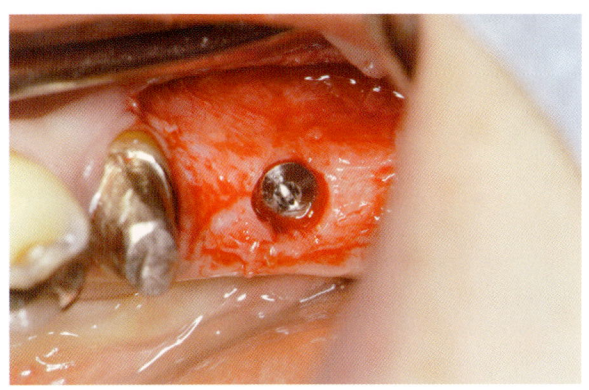

図10　インプラント上部の軟組織をバイオプシーパンチを用いて切除し、インプラントを露出させる

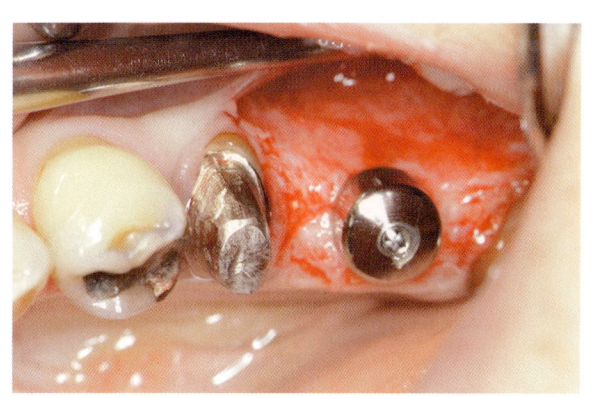

図11　カバースクリューを除去し、ヒーリングアバットメントを装着する

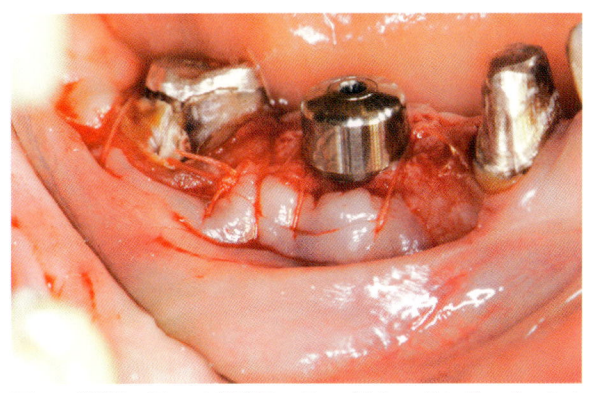

図12　剥離しておいた部分層フラップをヒーリングアバットメントよりも根尖側へ移動させた状態で骨膜縫合により固定する。ヒーリングアバットメントをアンカーにして骨膜縫合を用いた懸垂縫合を行っている（吸収性縫合糸のバイクリルラピッド5-0を使用）

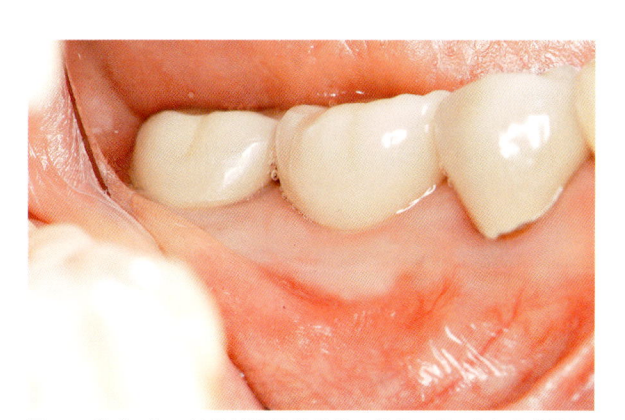

図13　術後2年の最終補綴物装着後の状態。第1大臼歯頬側の角化粘膜が増大できている

C　遊離歯肉移植術（口腔前庭拡張と角化粘膜獲得）

　インプラント2次手術時もしくは、すでに2次手術が終了している場合で、角化粘膜の喪失が著しい場合や口腔前庭狭小などの歯肉歯槽粘膜の問題が併発している場合などでは、遊離歯肉移植による口腔前庭の拡張と角化粘膜の獲得を行う。

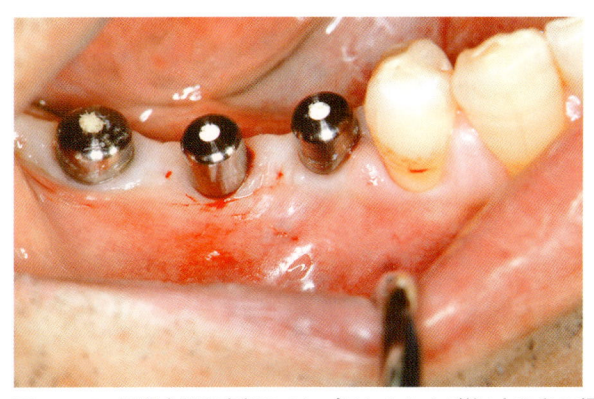

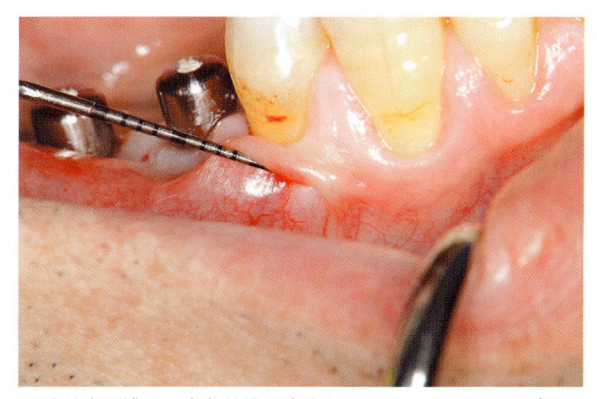

図14、15　下顎右側臼歯部のインプラントおよび第1小臼歯の頬側は、口腔前庭が浅く、角化粘膜が喪失している。すでにインプラントのプロビジョナルレストレーションがなされているが、患者はブラッシング時の疼痛を訴えている。遊離歯肉移植による口腔前庭の拡張と角化粘膜の獲得を行った

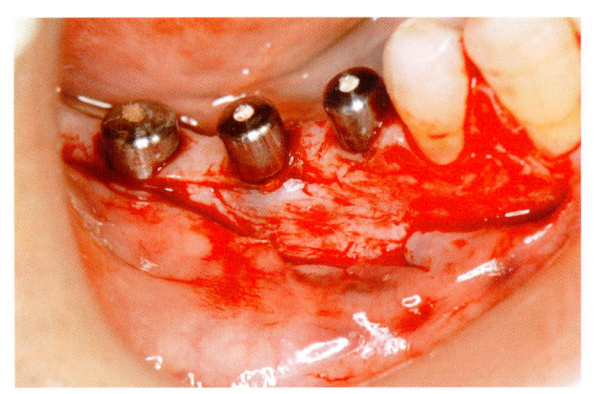

図16 頬側の部分層フラップを形成し、口腔前庭を十分に拡張して、移植床の準備をする

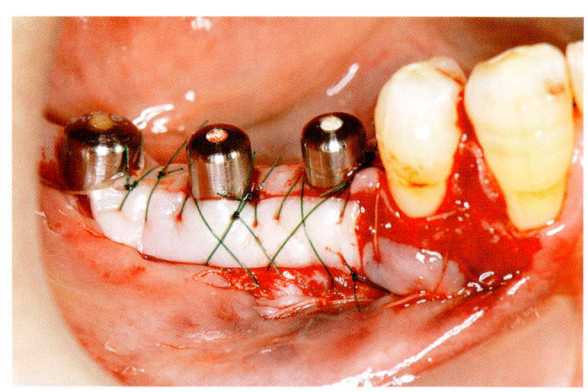

図17 部分層フラップの根尖側での縫合固定(吸収性縫合糸バイクリルラピッド使用)と、移植床への遊離歯肉移植(縫合糸は5-0のソフトナイロン使用)を行った。第1小臼歯頬側は犬歯間の角化粘膜を根尖側に移動させ、骨膜縫合を行った

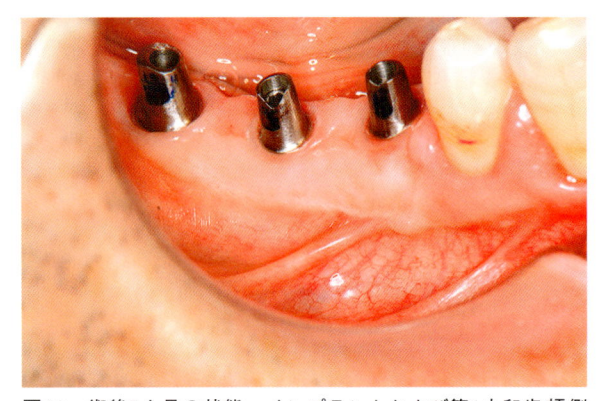

図18 術後5カ月の状態。インプラントおよび第1小臼歯頬側は口腔前庭が拡張され、角化粘膜が獲得できている

3. 審美領域におけるインプラント周囲のティッシュマネージメント

　審美領域におけるインプラント治療は、術者側にとって最も技術と経験を要するところである。さまざまな原因によって生じるインプラント周囲軟組織の形態や色調の不調和は、上皮下結合組織を用いることで改善できる場合が多い。

A　上皮下結合組織移植術による軟組織増大

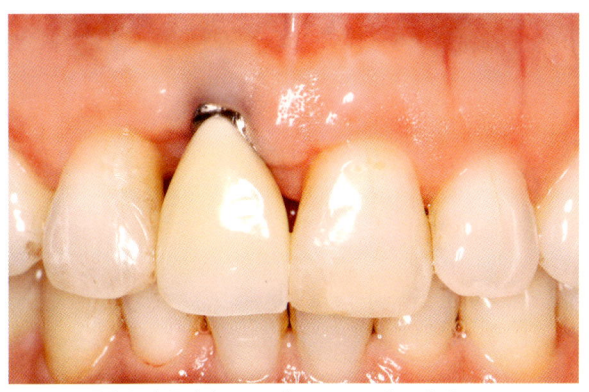

図1　上顎右側中切歯部インプラントのプロビジョナルレストレーションの状態。装着後3週で唇側軟組織の退縮を認めた。また、両側歯間部にも空隙が認められる。上部構造作製の前処置として、上皮下結合組織移植による軟組織の増大を行った

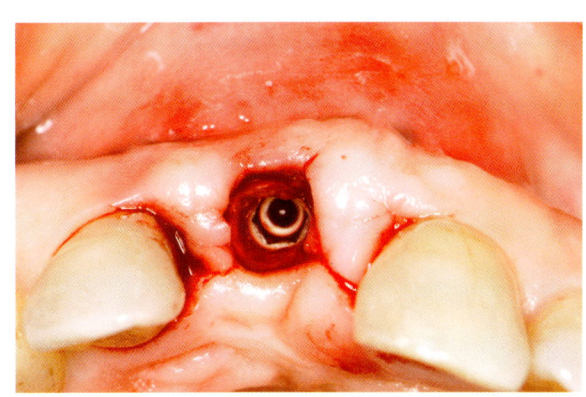

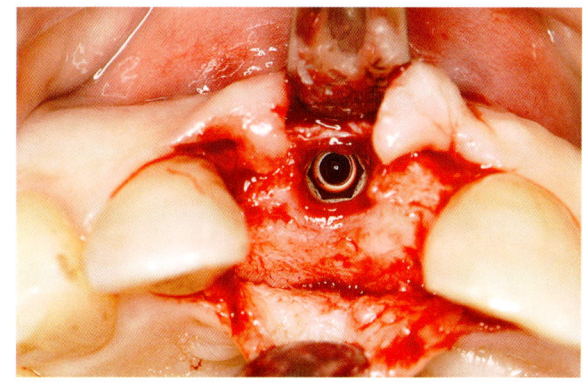

図2、3　歯間乳頭部を含んだ部分層フラップを口蓋側から唇側方向へ剥離し、移植床を形成しておく

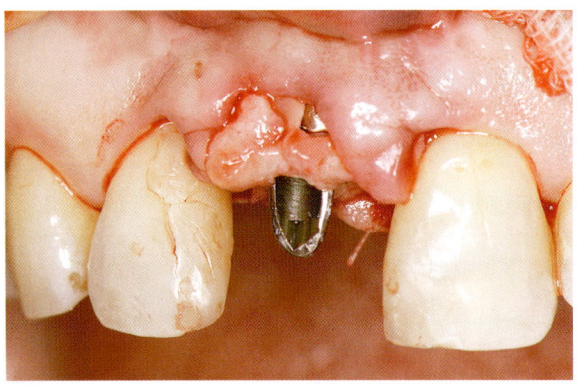

図4 口蓋から採取した結合組織をインプラント唇側および両側歯間部へ吸収性縫合糸で固定する

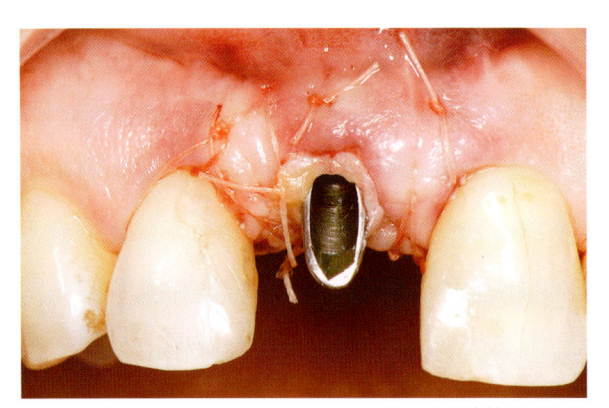

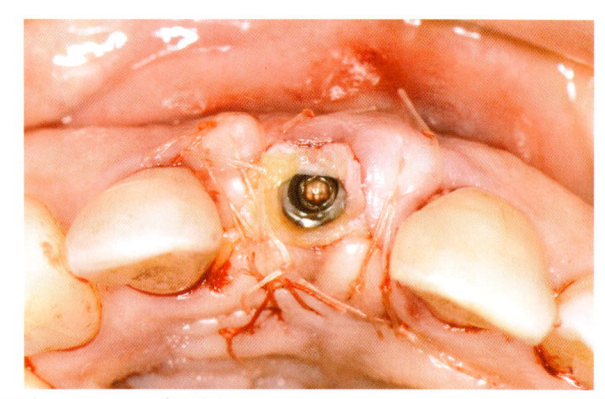

図5、6 移植片を覆うように剥離したフラップを縫合

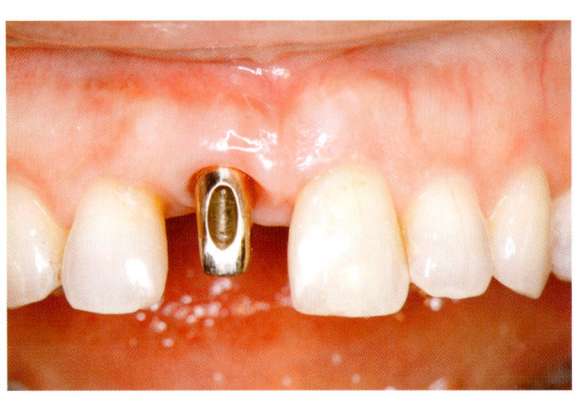

図7 術後5カ月の状態。インプラント周囲軟組織の形態が修正できている

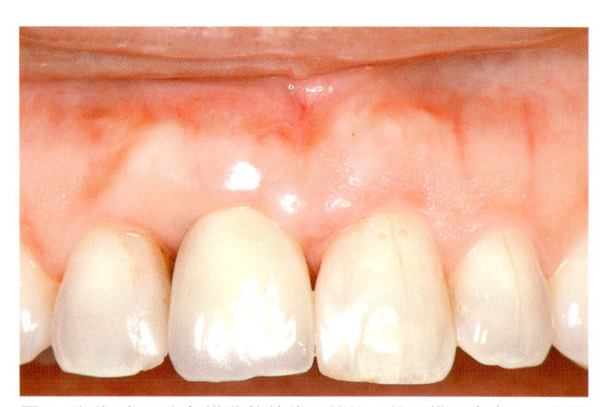

図8 術後2年の上部構造装着後の状態。軟組織は安定し、審美性インプラント修復ができている

B　上皮下結合組織移植術によるメタルタトゥーの除去と軟組織増大

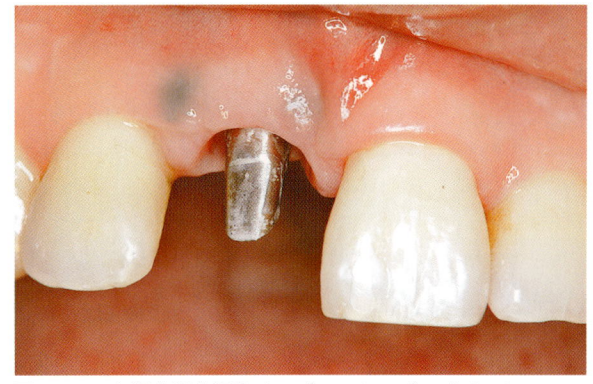

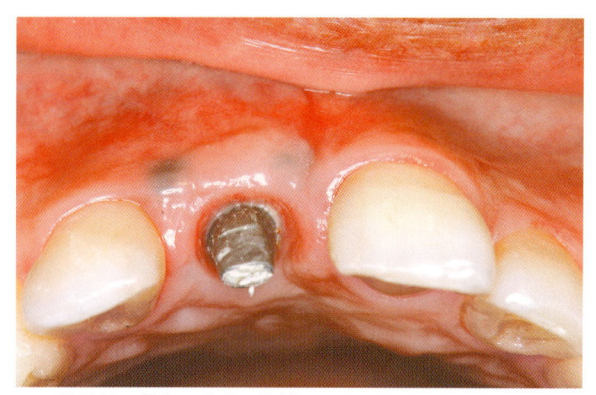

図9、10　上顎右側中切歯インプラントのプロビジョナルレストレーション装着後の状態。患者は粘膜下のメタルタトゥーによる着色の改善を望んでいた。唇側の豊隆を形成するため、上皮下結合組織移植を行った

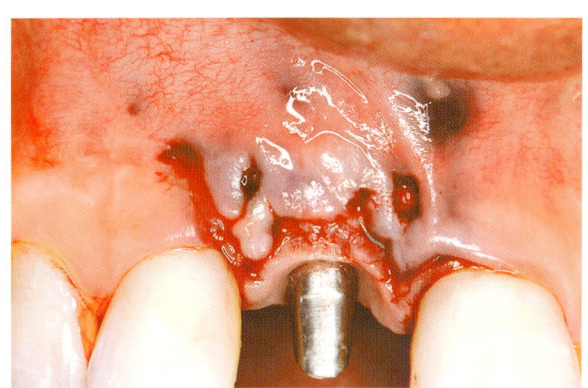

図11　唇側に部分層フラップを形成し、粘膜内に迷入したメタルを慎重に除去した

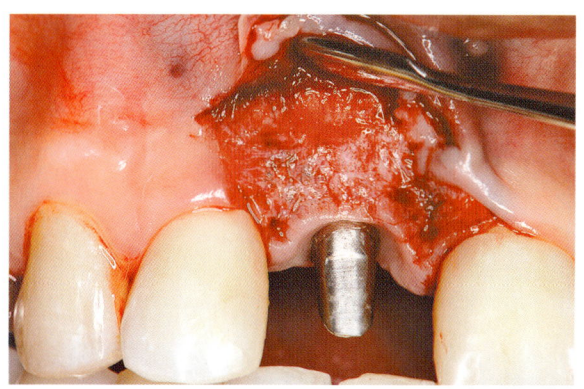

図12　除去後の移植床の状態

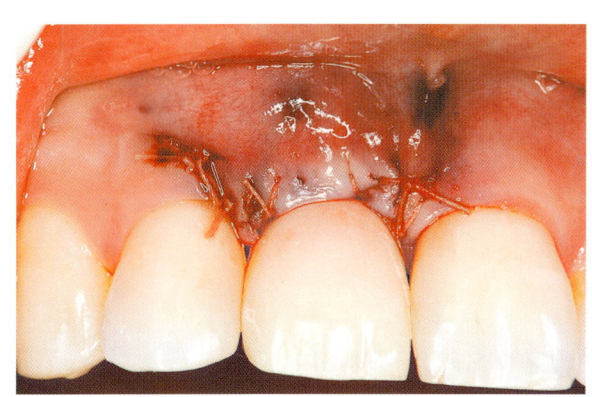

図13　結合組織移植片を移植し、部分層フラップで被覆し、プロビジョナルレストレーションを装着した（吸収性縫合糸のバイクリルラピッド5-0を使用）

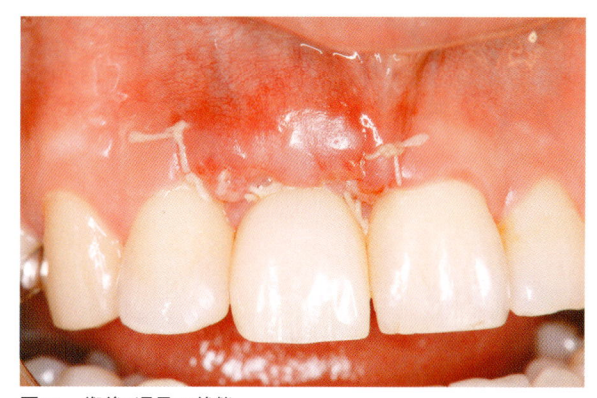

図14　術後1週目の状態

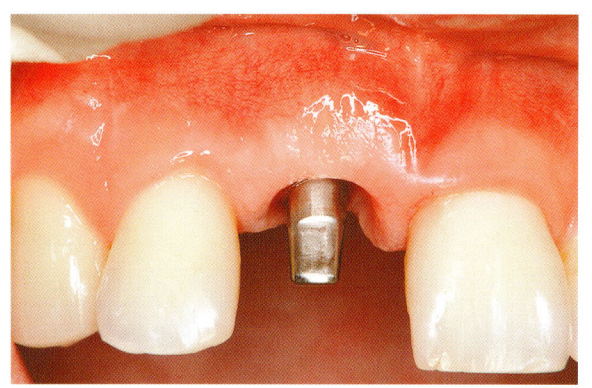

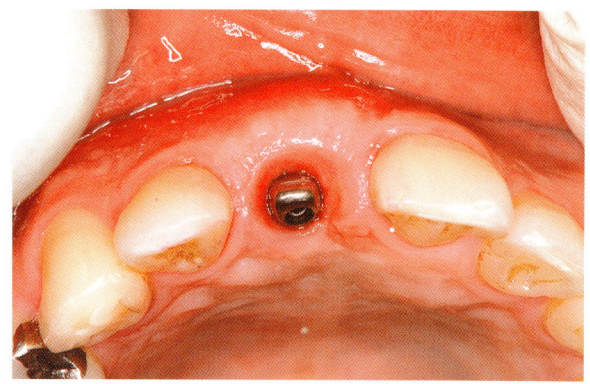

図15、16　術後6カ月の状態。軟組織の色調は改善し、周囲とよく調和している。また、唇側の豊隆も再現できている

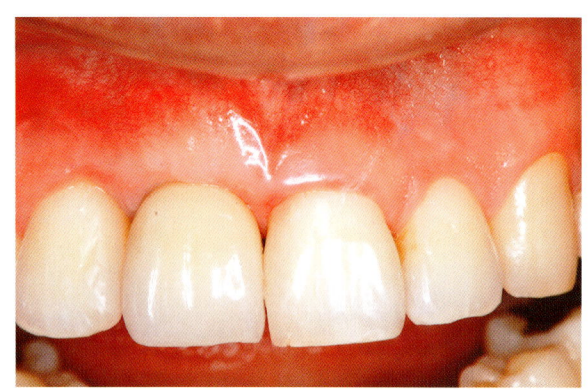

図17　上部構造装着後の状態

■引用文献
1. 河奈裕正　他：インプラント治療に役立つ外科基本手技　～切開と縫合テクニックのすべて～、クインテッセンス出版、東京、2000
2. 申　基喆：Periodontal Flap フラップ手術実践テクニック、デンタルダイヤモンド、東京、2005
3. Silverstein LH：デンタルスーチャリング　――歯科縫合術基礎、手術創閉鎖の完全ガイド、クインテッセンス出版、東京、2001
4. 申　基喆　他監訳：Carranza's　クリニカルペリオドントロジー（上・下）、クインテッセンス出版、東京、2005
5. 杉崎正志　編著：切開と縫合の基本と臨床、ヒョーロン、東京、2003
6. 鈴木真名：ペリオドンタル・マイクロサージェリー　～マイクロスコープを用いた歯周形成外科手術のすべて～、クインテッセンス出版、東京、2002
7. Lindhe 臨床歯周病学とインプラント 第4版　共訳　クインテッセンス出版、東京、2005
8. Allen EP(editor)：Aesthetics and plastic surgery in periodontics, Periodontology 2000,11:103-111, 1996

Memo

Memo

■著者略歴

申　基喆　(しん　きてつ)

略歴

1958年 12月　大阪府に生まれる
1983年　6月　城西歯科大学歯科臨床研究所付属PDI埼玉歯科診療所研修医
1986年　8月　城西歯科大学助手（歯周病学講座）歯科臨床研究所出向
1988年　6月　城西歯科大学助手（歯科臨床研究所）
1992年　9月　明海大学歯学部講師（歯科臨床研究所）
1998年　5月　明海大学歯学部講師（歯周病学講座）歯周病学講座に転属
1999年 11月　明海大学歯学部助教授（歯周病学講座）
2003年　2月　明海大学歯学部教授（歯周病学講座）
2004年　4月　明海大学歯学部口腔生物再生医工学講座歯周病学分野教授
2008年　4月　明海大学歯学部附属明海大学病院病院長
現在に至る

主な所属学会

日本歯周病学会　　　　　常任理事、専門医、指導医
日本歯科保存学会　　　　理事、認定医、指導医
日本顎咬合学会　　　　　評議員、指導医
日本再生歯科医学会　　　理事、発起人
国際口腔インプラント会議日本部会（WCOI Japan）理事
日本歯科薬物療法学会　　評議員
アメリカ歯周病学会　　　会員
日本糖尿病学会　　　　　会員

主な著書・訳書

1. 知っておきたい知識・術式［インプラント治療編］　共著　第一歯科出版（2008）
2. 歯科インプラントガイドブック　共著　クインテッセンス出版（2008）
3. 臨床歯周病学　編著　医歯薬出版（2007）
4. Periodontal Flap フラップ手術実践テクニック　単著　デンタルダイヤモンド（2005）
5. Carranza's　クリニカルペリオドントロジー（上・下）監訳　クインテッセンス出版（2005）
6. インプラントのための骨の生物学・採取法・移植法 ——その原理と臨床応用——　監訳　クインテッセンス出版（2005）
7. Lindhe 臨床歯周病学とインプラント 第4版　共訳　クインテッセンス出版（2005）
8. 再生歯科のテクニックとサイエンス　共著　医歯薬出版（2005）
9. ペリオドンタルフラップ　フラップ手術実践テクニック　DVD & VHS　単著　デンタルダイヤモンド（2004）
10. 歯周病治療のストラテジー　共著　医歯薬出版（2002）
11. 歯周病と骨の科学　共著　医歯薬出版（2002）
12. 歯周病診断のストラテジー　共著　医歯薬出版（1999、2000）

歯周外科とインプラント外科手術のための縫合

発行日	2009年2月1日　第1版　第1刷
発行日	2012年7月1日　第1版　第2刷
著　者	申　基喆
発行人	湯山幸寿
発行所	株式会社デンタルダイヤモンド社
	〒101-0054　東京都千代田区神田錦町1-14-13　錦町デンタルビル
	TEL 03-3219-2571　FAX 03-3219-0707
	URL http://www.dental-diamond.co.jp
	振替口座＝00160-3-10768
印刷所	株式会社DNPアートコミュニケーションズ

©Kitetsu Shin, 2009
落丁、乱丁本はお取替えいたします。

- ●本書の複製権・翻訳権・上映権・譲渡権・公衆送信権（送信可能化権を含む）は、㈱デンタルダイヤモンド社が保有します。
- ● JCLS 〈㈱日本著作権管理システム委託出版物〉
  本書の無断複写は著作権法上での例外を除き禁じられています。複写される場合は、そのつど事前に㈱日本著作権管理システム（TEL 03-3817-5670、FAX 03-3815-8199）の許諾を得てください。